KB173130

뇌로부터 마음을 읽는다

어떤 뇌 이야기

오키 고스케 지음
김수용·하종덕 옮김

전파과학사

개화하기 시작한 블랙박스
—머리말을 대신하여—

현대는 '뇌와 마음의 시대'라고 불러도 좋을 것이다. 20세기 전반에 탄생하여 분자를 포함, 물질 존재의 모든 것을 해명한 양자론과 후반에 탄생해 신비하게만 여겼던 생명을 분자 수준에서 해명한 분자생물학은 이제 인간의 뇌와 마음의 관계를 분자 수준에서 해명하려고 한다.

마음이 인간의 뇌에서 창출된다는 것은 명백하다. 그러나 최근까지 뇌는 블랙박스였기 때문에, 뇌와 마음은 별개로 생각되어 왔다. 하지만 1964년 조직화학적 형광법이 뇌내의 신경에서 감정 활동을 담당하는 소형분자를 형광물질로 바꾸고, 감정을 발생시키는 뇌내신경을 직접 묘사해 내는 데 성공하고 상황이 급변했다. 1980년 PET(포지트론CT)라는 최신기기가 실용화되어, 인간의 뇌에 어떤 장해 없이, 뇌내 소형분자의 활동을 볼 수 있게 되었다. 그리고 '뇌를 이미징하다', '마음을 직접 본다', '정신을 바라본다' 등의 말을 사용하기 시작하였다.

드디어 인간의 뇌내 활동과 그런 활동에 의한 인간의 정신 활동을 직접 뇌내의 소형분자의 활동을 보면서 분자 수준으로 해명하는 시대가 왔다. 그렇지만 뇌와 마음의 관계의 해명은 분자 수준에서 봤을 때 확실히 알 수 있었던 곳과 애매하여 이해하기 어려운 곳이 있어서 그 사이에 격차가 있다. 그래서 이 책에서는 분자의 모든 성질, 다시 말하면 전자상태(양자상태)까지 알고 있는 뇌내 소형분자, 그중에서도 직접 정신 활동을 하도록 하는 소형분자에 한하여, 그 활동으로부터 정신 활동, 다시 말하면 인간 마음의 움직임을 분자 수준으로 설명하겠다.

인간의 뇌내에서 활동하는 소형분자를 이와 같이 정리하면, 의외로 불과 2종류밖에 되지 않는다. 한 가지는 모든 생명체에 있어서 가장 중요한 분자인 단백질을 아주 잘게 만든 '소형단백질 분자'(펩티드라고 함)이며, 또 한 가지는 이 단백질의 단위분자인 '아미노산' 및 그것을 분해한 '아민'이라는 분자이다.

이 분자는 모두가 체내세포 간에 정보를 전달하는 〈말〉과 같은 분자로 '호르몬'이라고 한다. 인간의 뇌에 한하는 것이 아니라 뇌라는 것은 컴퓨터로서 뇌를 활동시키는 몇 억 개의 전산화된 신경세포로 구축되어 있다. 이 뇌 컴퓨터를 작동하는 것이 정보전달 분자, 즉 호르몬이다.

소형단백질 분자는 체내 어디에서나 만들어지고, 아주 보편적인 호르몬이지만 아미노산, 아민은 신경만으로 기능하는 호르몬이며, '신경호르몬'이라고 부른다. 이 신경호르몬의 하나가 형광물질로 바뀌고, 비로소 뇌 컴퓨터 내의 신경전선 배선과 그 활동을 알기 시작한 것이다.

소형단백질 호르몬과 신경호르몬, 이들 2종류의 호르몬 분자로 인간의 뇌내신경은 활동하고, 인간의 마음이 만들어진다. 이와 같은 뇌내 소형분자의 활동이 해명된다면, 뇌내 소형분자 활동의 광란으로서 정신질환을 포함한 뇌 질병 모두가 설명되고, 그 치료법도 확립될 것이다.

뇌와 마음의 관계를 알면 마음과 신체의 관계도 분자 수준으로 알 수 있다. 스트레스 과잉으로 학대받은 현대인의 정신, 즉 마음을 신체로 다시 단련하는 방법도 분자 수준에서 생각할 수 있는 것은 아닐까. 이 책은 이상과 같은 이야기를 전개하고 있으며, 끝으로 뇌내 소형분자 화학을 쉽게 설명하였다. 그렇게 함으로써 뇌와 마음의 분자적 관계를 기본적으로 전자(양자)의 수준에서 이해할 수 있을 것이다.

끝으로, 변명하고 싶은 것이 한 가지 있다. 모든 뇌는 전신, 주변 환경의 정보를 감각신경으로 받아 뇌내에서 통합하여 판단하고, 근육을 움직이는 운동신경에 명령하여 행동하도록 하고 있다. 그 마음은 뇌 속의 연합체라고 부르는 부분, 그중에서도 이마 바로 뒤에 있는 대뇌 전두엽의 앞부분에서 '전두연합야'라고 부르는, 가장 마지막으로 진화, 발달한 분야에서 생겨난다. 그래서 이 책에서는 감각신경, 운동신경의 설명을 생략하고 인간 대뇌에 초점을 맞추어, 그 활동원인이 되는 곳부터 설명하였다.

이 책의 집필에 있어서 기획 단계부터 고단샤 과학도서 출판부의 고에다 부장의 도움을 받았다. 진심으로 감사를 표한다.

오키 고스케(大木幸介)

옮긴이 머리말

마음(心)은 원래 심리학, 철학, 종교가 다루었던 연구 대상이며, 주로 인문사회과학의 연구 대상이기도 했다. 그러나 자연과학의 연구 대상으로 뇌과학(腦科學)의 입장에서 마음을 근본적으로 이해하려는 야심 찬 시도가 일어났다. 존 에클레스(John C. Eccles)는 인간 뇌의 진화과정을 연구하는 과정에서 의식을 가진 뇌에 주목하고 마음 자체를 이해하려고 노력하였다. 그 결과 그는 다윈주의의 유물론적 진화론으로는 인간 진화의 최종단계에서 나타나는 자기의식을 설명할 수 없고, 진화에 목적론적 개념이 필요하다고 주장하였다. 생물진화의 유물론적 측면에 신의 섭리를 인정하고 인간의 유전자형이 이 섭리로부터 만들어졌다고 생각하였다. 즉 '사람의 신비성은 정신세계의 모든 것을 뉴런 활동의 패턴으로 설명하려는 과학적 환원주의'를 버리고 '정신세계에 존재하는 영혼을 가진 정신적인 존재자가 있고, 물질세계에 존재하는 몸과 뇌를 가진 물질적인 존재자와는 분리되어야 한다'는 이원론적 발상을 인정해 왔다.

따라서 뇌로부터 마음을 이해하려는 일원론적 이해, 즉 뇌라는 물질계의 성질로부터 마음의 현상을 연구하려는 의도는 현재 도전적인 과제로 남아 있다. 미국에서는 1990년대를 '뇌연구의 10년'이라는 목표 아래 마음의 보다 명확한 이해를 위하여 과학적 기반을 다지고 있다.

국내에서도 삶의 질을 논하면서 보다 나은 환경을 유지하고 인간 중심의 자연, 주거, 식생활을 영위하려는 움직임이 일어났다. 우리의 물질뿐만 아니라 정신생활의 질을 위해서라도 정신생활을 맡는 뇌에 대한 공부가 필요하다. 이러한 기초 상식 또는 독자들의 정신건강을 위하여 이 책을 필독서로 권하고 싶다. 다만 이제 공부하는 입장에서 혹시 잘못 번역된 부분이 있을 것 같아서 걱정이 따를 뿐이다. 끝으로 이 원고를 쓰는 과정에서 도와주신 KAIST 명예교수이신 김호철 교수님께 감사드리며, 이 원고를 여러 번 읽고 다듬어 준 KAIST의 나선희 양과 민병경 군에게 진심으로 감사드린다.

김수용

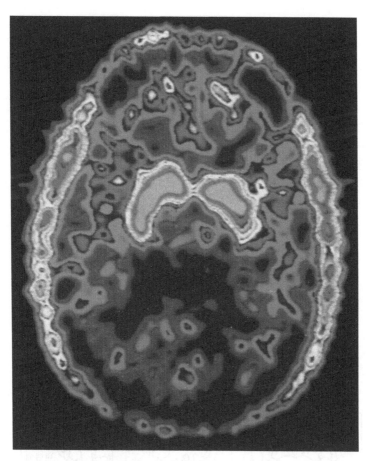

뇌 속 신경호르몬 '도파민'의 포지트론CT상

도파민의 농도에 따라 오렌지, 빨강, 황색으로
바뀐다. 대뇌기저핵, 측두엽, 전두엽에 분포하고
있음을 알 수 있다

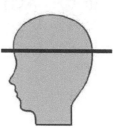

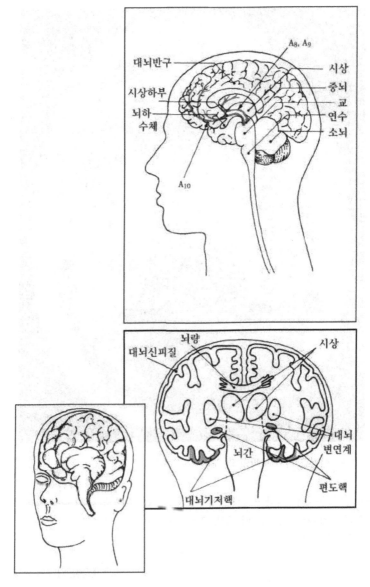

뇌의 측면 단면도(위)와 앞이마 단면도(아래)

차례

14

16

I. 뇌가 마음을 만든다

* 뇌 속의 활동을 눈으로 볼 수 있다
* 인간의 뇌를 만드는 7가지의 〈뇌〉
* 뇌는 4가지 종류의 세포로 이루어져 있다

1. 뇌 속의 활동을 눈으로 볼 수 있다

'펫'이라는 새로운 장비

펫(PET)이라고 하면 애견이나 집에서 기르는 고양이를 연상하기 쉽지만, 이 펫이라는 기계는 인간의 살아있는 신체를 마음이 머무는 뇌의 내부까지 분자 변화가 어떻게 미묘하게 일어나는지, 뇌 자체에 어떠한 장해도 없이 사진관에서 사진을 찍는 것처럼 직접 찍는 편리한 기계이다. 이 PET으로 인간의 뇌를 찍어 뇌의 실제 활동을 그대로 보는 것을 'IMAGING'한다고 말한다. 다시 말하면 '마음을 직접 보고', '정신을 바라보며', '인간의 마음을 직접 통찰하는' 것이다.

이 PET은 포지트론 에미션 토모그래피(Positron Emission Tomography)의 약칭이며, '포지트론(양전자)CT'라고도 한다. CT란 컴퓨터 토모그래피(Computer Tomography)의 약어이다. CT에는 여러 종류가 있으나, 현재 가장 많이 보급되어 있는 것이 X선을 사용한 X선 CT이다.

X선 CT는 1973년에 실용화되었는데, X선관을 환자의 머리 주위에 회전시키면서, X선 빔을 조사한다. 빔은 뇌 조직의 밀도 차에 따라 영향을 받는다. 그것을 검출하여 전자신호로 바꾸고, 컴퓨터로 자동으로 해석하며, 뇌를 마치 원통형의 물건을 옆으로 둥글게 자른 것과 같은 X선상(단층화상)을 얻는 방법이 바로 X선 CT이다.

이 CT에 의한 X선상으로, 위의 X선 투시상의 경우와 같이 즉시 뇌의 이상 여부를 발견하고 진단할 수 있다. 물론, 뇌에 국한되지 않고 전신 어디나 관찰, 진단할 수 있다. 현재 일본에는 2,600대 이상 보급되어 있고, 대학병원은 물론, 대부분의 뇌외과 병원에 갖추어져 있다. 그리고 이제는 뇌출혈, 뇌경색, 뇌종양, 뇌염, 뇌기형(腦奇形) 등 뇌 진단에 없어서는 안 되는 것이 되었다.

CT는 그 후 10년간 다종다양하게 진보했으며, PET은 그중에서 제일 진보된 것 중의 하나이다. PET의 기본적인 방법은 X선 CT와 같다. 그러나 X선을 뇌에 통하여 뇌의 그림자를 찍는 식의 간접적인 방법이 아니라 뇌 속에서 활동하는 소형분자, 예를 들면 신경호르몬과 포도당[실제로는 체내에서 분해되지 않는 디옥시글루코오스(Deoxyglucose)라는 포도당]에 포지트론을 발생시키는 동위원소의 표식원자를 결합해, 뇌 속의 활동성 분자의 행동을 직접 측정하는 방법이다. 따라서 뇌 속에서 활동하는 소형분자가 어떻게 활동하는지, 어떻게 대사되는지 육안으로 알 수 있다.

PET의 경우, 포지트론을 직접 CT로 측정하는 것이 아니라 포지트론(양전자)이 전자(음전자)와 충돌하여 소멸하고, 그때 X선보다 파장이 짧은 γ선이 좌우 정반대 방향으로 나오기 때문에, 그것을 CT로 정확하게 측정한다. 단, 포지트론을 발생시키는 분자를 언제까지나 뇌 속에 방치하는 것은 방사능 위험이 있기 때문에, 수명이 짧은 포지트론을 방출하는 분자를 만들어, 즉시 측정하지 않으면 안 된다. 그러기 위해서는 사이클로트론이라는 50억 원 이상인 고가의 장치가 필요하다. 일본에는 2대의 대형, 5대의 소형 PET이 진단에 사용되며, 머지않아 15대가 될 예정이다.

PET이 실용화된 것은 1980년이며, 아직 역사는 짧다. 현재,

포지트론을 방출하는 뇌내 소형분자로서 이용할 수 있는 것은 포도당(디옥시글루코오스)을 비롯하여 산소, 탄산가스, 물, 몇 가지 아미노산, 몇 가지 지방산, 정신안정제, 마약, 항간질병제 등 일부에만 한정되어 있다. 조현병, 간질병, 알츠하이머병(Alzheimer's Disease)이라는 노인성 치매 등을 신속히 진단할 수 있으며, 또한 뇌 이외의 각종 질환도 신속하게 진단할 수 있다.

가까운 장래에 비타민, 호르몬 등 뇌 속에서 활동하는 소형분자는 모두 PET에 의해 관측될 수 있을 것이다. 단, 이와 같이 인간의 뇌와 마음을 진단하는 것은 프라이버시 보호 등 윤리적으로 문제가 되기 때문에, 시급히 대책을 세워두지 않으면 안 된다. 그러나 PET에 의한 분해능은 아직 불충분하며, 뇌 속 분자의 추적은 할 수 있지만, 현재로는 아직 정확한 결과를 얻기가 어렵다. 이것에 반하여, NMR(원자핵의 핵자기공명)을 이용한 NMR-CT(MRI), γ선을 방출하는 표식원자를 사용한 SPE-CT (Single Photon Emission CT)가 동시에 개발되어 PET보다 분해능이 좋고, 새로운 응용범위로 확대되었다.

인간의 뇌든, 내장이든, 또한 일반기계이든, 모두 '구조'와 그것이 활동하기 시작하는 '기능'이 있다. PET은 뇌의 구조 자체를 손상시키는 일 없이, 뇌의 구조와 뇌 속에서 활동하는 소형분자의 존재를 직접 추적하는 데 성공하였다. 그러나 직접적인 해석이 터부시되었던 마음이라는 정보가 인간의 뇌 속에서, 어떠한 분자 메커니즘으로 생겨나는가 하는 것은 단순히 PET에 의해 육안으로 이미지를 그리는 것만으로는 불충분하기 때문에, 뇌 속에서 활동하는 소형분자의 본질부터 해명하지 않으면 안 될 것이다.

분자생물학의 빛나는 성과

분자생물학은 1953년, 25세의 미국 생물학자 제임스 D. 왓슨(James D. Watson)과 영국의 물리학자 프랜시스 H. C. 크릭(Francis H. C. Crick)이 핵산 DNA(Deoxyribose Nucleic Acid)의 이중나선 모형을 만들어 노벨상을 받으면서 출발하였다. 1958년 크릭은 그들의 생각을 정리하여, 핵산 DNA의 이중나선에 기억된 유전정보에 따라서 핵산 RNA(Ribo Nucleic Acid, 유전정보를 운반하는 메신저 RNA)가 만들어지고, 이 RNA의 유전정보에 따라서 단백질이 정확히 합성한다는(단백질을 만드는 아미노산 배열이 정확하게 정해진다) 사실을, '센트럴도그마(Central Dogma)'라는 가설로 발표하여, 처음으로 생명 자체를 분자 수준으로 해명하는 데 성공했다.

센트럴도그마는 곧 실증되었고, 이것이 생명의 근본적인 원리이자 생명 그 자체이며, 인간을 포함하여 생물을 구성하는 단위의 세포는 센트럴도그마를 수행하는 장치(화학공장)에 지나지 않는다는 사실이 분명해졌다. 이렇게 하여, 생명 자체가 분자 수준으로 해석되고, '생명 이론으로서는 센트럴도그마와 진화론밖에 없다'라고까지 말하고 있고, 현재 이 센트럴도그마로서 모든 생명현상이 정확하게 연역적으로 해명되고 있다.

인간은 동물이며, 동물의 일종이라는 것은 명약관화한 사실이다. 그러나 인간이 다른 동물과 다른 커다란 차이는 매우 진화된 대뇌를 가졌다는 것이다. 그 대뇌도 생명을 갖는 세포 약 150억 개로 구축된 컴퓨터이며, 센트럴도그마에 의해서 생명으로부터 세포 자체를 완전하게 해석하는 분자생물학을 통해서 설명할 수 있을 것이다. 지금 우리들은 PET 및 분자생물학이

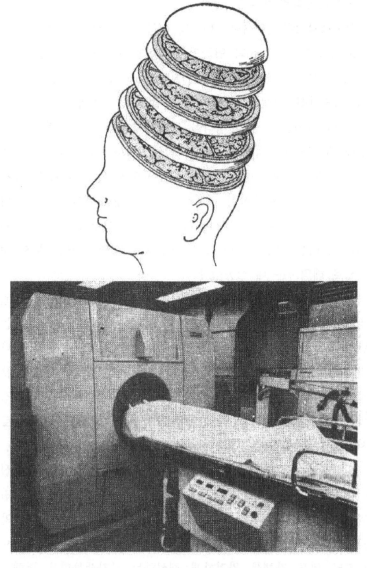

〈그림 1〉 뇌의 활동을 직접 볼 수 있는 방법
사진은 방사선의학종합연구소의 전신용 포지트론CT

라는 인간의 뇌의 마음을 해석할 수 있는 2가지 수단을 얻었
다. 이 책에서는 이 2가지 수단에 현재 생물학에 있어서 분자
생물학과 동등하게 취급되는 개념을 부가하여, '인간의 마음'이
무엇인가를 가능한 한 분자 수준에서 해석해 보고자 한다.

2. 인간의 뇌를 만드는 7가지의 〈뇌〉

LITTLE BRAIN에서 BIG BRAIN으로

인간의 뇌란 무엇인가, 어떤 기능을 하는 것인가, 인간의 뇌
로부터 어떻게 마음이 만들어질까.

인간의 뇌를 해부하면, 회백색의 지방질이 있는 두부와 같은
유연한 덩어리로 무게는 약 1.5kg이며, 두개골 속에 잘 들어가
있는 원형 모양이다. 이 인간의 뇌를 사과에 비유한다면 바깥
쪽 대부분의 과육(果肉) 부분과 중심의 심(芯) 부분으로 나눌 수
있다. 다른 동물과 달리 인간만이 과육 부분이 기형적으로 크
게 발달한 '대뇌'이며, 이 거대한 대뇌에 의해 비로소 인간의
마음을 만들어 낼 수 있다. 물론, 마음도 뇌가 만들어 내는 정
보이기 때문에 인간 이외의 다른 동물에도 각각 원시적인 마음
이 있으며, 그것에 의해서 동물은 생활한다. 이 같은 대뇌의 외
측, 사과로 치면 얇은 껍질 부분은 '대뇌피질'(두께 약 2mm)이라
부르고, 대뇌의 활동 부분이며 직접 마음을 만들어 낼 수 있는
부분이다.

이 대뇌에 비해, 사과의 심에 해당하는 부분은 '뇌간(腦幹)'이
라고 한다. 대뇌를 외측으로 크게 확대한 수목에 비유한다면,

뇌간은 이름이 뜻하는 바와 같이 그것을 지탱하는 줄기에 해당한다. 뇌간의 크기는 작은 주먹과 같은 형태로 무게는 약 200g, 대뇌의 약 7분의 1이다. 그러나 뇌간은 대뇌를 지탱하는 단순한 줄기가 아니라 대뇌로부터 창출되는 마음의 근원, 그중에도 감정과 의욕의 근원을 생기게 하는 아주 중요한 뇌이다. 인간의 마음은 대뇌만으로 생기는 것이 아니라 대뇌와 뇌간이 긴밀하게 협력하여 만들어 내는 것이다.

그러면 이러한 인간의 뇌는 어떻게 만들어지는 것일까? 말할 것도 없이, 동물이 진화한 결과로 만들어졌다. 따라서 동물의 진화를 설명하면 인간의 뇌가 무엇인지 이해하기 쉬워진다. 원래 동물은 움직이기 때문에 동물이라고 부른다. 움직이기 위해서는 기계적으로 수축운동을 하여 동물을 움직이는 '근육'과 근육의 운동이 정확하고 틀림없이 움직이기 때문에 근육을 전선과 같이 연결하여 그 운동을 재빨리 조절하는 '신경'이라는 2가지 종류의 세포가 필요하다.

원시적인 동물, 즉 바닷속에 서식하는 해면동물, 산호 등에는 아직 근육과 신경이 발달하지 못하고 해파리, 해삼과 같은 자포동물이 될 때 비로소 원시적인 신경과 근육이 발생한다. 그리고 일정한 형식을 갖춘 고급신경과 근육은 자포동물보다 진화된 연체동물, 절지동물이 될 때 만들어진다. 이때 신경세포는 몸의 중심부에 모여 처음으로 소형의 뇌가 만들어진다. 이 소형의 뇌는 신경이 모였다는 의미에서 '신경절'이라고 부른다. 여기에서는 이러한 소형의 뇌를 인간의 거대한 뇌 '빅브레인'과 비교하여, '리틀브레인'이라고 부르기로 하겠다.

리틀브레인, 다시 말하면 신경절은 절지동물에는 체절마다 있고 연체동물, 그 밖의 동물에서도 체내에 뿔뿔이 산재한다. 그리고 가장 고등한 척추동물로 진화하여, 비로소 이 리틀브레인이 모여 '척수'라는 신체의 배면을 따라 한 개의 길고 큰 뇌가 되고, 그 전단(前端)이 급격히 진화하여 인간의 거대한 뇌, 즉 빅브레인이 된다.

뇌는 신경이라는 전선화된 세포가 수만, 수억이 모여 만들어진 컴퓨터이다. 최고급인 인간의 뇌도 컴퓨터이다. 체내에 다수 산재한 리틀브레인은 작은 소형 전자계산기가 다수 있는 것과 마찬가지로, 그것이 하나로 모여 거대한 뇌, 빅브레인이 된 것은 거대한 컴퓨터가 된 것과 마찬가지이다. 따라서 뇌척수는 대형컴퓨터처럼 그 성질과 기능 모두 작은 신경절보다 훨씬 진보하였다. 따라서 동물 중에 인간은 최고의 척추동물로 진화하여, 비로소 훨씬 진보한 활동과 행동을 할 수 있다.

가장 하등한 척추동물인 어류는 거의 척수밖에 없는 동물에 불과하지만 그래도 바닷속을 자유롭게 유영하면서, 다른 하등동물을 제압하고 활동한다. 이 어류도 몸의 앞부분에 있는 눈 등의 감각기관으로 막대한 정보를 얻기 때문에, 척수의 앞부분(인간의 경우는 서 있기 때문에 상부)이 발달하고, 비대하다. 이 비대한 부분이 뇌간이며 인간의 경우, 이 뇌간의 위에 거대한 대뇌가 수목과 같이 무성하게 발달되어 있다. 한편 어류도 이 뇌간에 의한 운동을 미묘하게 조절하고, 미세하게 조정하는 뇌가 상부(인간의 경우는 서 있기 때문에 후부)에 발달하였다. 이것이 '소뇌'이다.

뇌간은 척수의 전단이 그대로 비대해진 것으로, 뇌간과 척수는 완전히 같은 성질의 뇌이다. 이들의 제일 첫 번째의 역할은

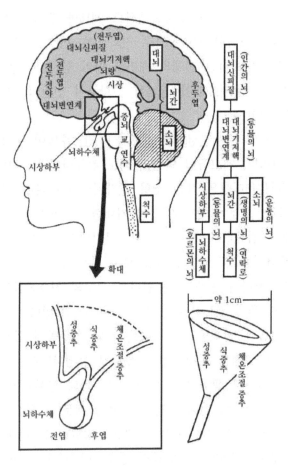

〈그림 2〉 인간의 뇌와 시상하부

기본적인 생명활동을 하면서, 생명을 유지하는 것이다. 인간의
경우 뇌간의 활동으로 생명유지에 필수적인 호흡, 혈액순환 등
이 이루어진다. 뇌의 뇌로서의 활동은 동물의 진화와 더불어 상
위의 뇌로 이행하며, 이것을 '두단이동(頭端移動)'이라고 한다. 인
간의 경우 생명유지는 오로지 뇌간에서 이루어지고, 척수는 반

사를 하는 이외에 뇌와 전신의 말초 사이의 단순한 연락 통로
가 되었다. 〈생명의 뇌〉라는 뇌간이 약 200g인데 반하여, 척수
는 뇌간에서 늘어뜨려진 실과 같은 모양으로, 25g에 불과하다.

한편, 소뇌는 뇌간에 의한 운동을 미세조정하는 뇌이며, 소뇌
와 뇌간은 그 뇌로서의 구조도, 기능도 완전히 다르다. 어류가
상당히 고급스러운 운동과 행동을 할 수 있는 이유도 소뇌가
발달했기 때문이다. 그리고 이 소뇌는 공중을 나는 조류에서
아주 발달되어 있다. 이러한 사실로부터 소뇌는 〈운동의 뇌〉라
고 부른다. 인간의 경우 소뇌는 약 130g이다.

마음을 만들어 내는 대뇌와 시상하부

마지막으로, 인간의 경우 최상부(동물의 경우는 제일 앞부분)에
거대한 대뇌가 발달한다. 이 대뇌는 바다에서 육지로 올라온
파충류가 육상에서 운동하는 것에 적응하기 위해 발달하기 시
작하여, 포유동물로 진화하면서 급격히 커진다. 그리고 마지막
으로 발달한 인간은 어떠한 이유인지 다른 동물에 비교하여 기
형이라고 말해도 좋을 만큼 거대하여 대뇌 이외의 뇌 전부를
감싸서 감출 정도이고, 무게가 약 1,400g이다. 이 대뇌의 거대
화가 인간이 다른 동물과 다른 유일한 특징이고, 그 결과 인간
에게만 마음이라든가 정신 활동이 가능하다.

이와 같이 인간에게만 대뇌가 급격히 발달하여 커졌기 때문
에, 인간의 대뇌는 크게 2가지로 나눌 수 있다. 한 가지는 인
간에게만 특별히 거대하게 발달한 새로운 대뇌이며, 또 한 가
지는 동물의 시대부터 있었던 오래된 대뇌이다. 동물의 시대부
터 있었던 오래된 대뇌는 새로운 대뇌가 외측으로 거대하게 비

대 발달했기 때문에, 대뇌 전체의 주위 부분(주변부)에서 하부로 쫓겨난다. 이 부분을 '대뇌변연계(大腦邊緣系)'라고 부르며, 복잡한 모양이다. 이 대뇌변연계는 인간의 대뇌 속에서도 동물시대의 성질을 그대로 유지하면서 식욕, 성욕 같은 본능이라든지 감정 등 동물에게서도 볼 수 있는 정동(情動, Emotion), 즉 단순한 희로애락 같은 원시적인 감정을 창출한다. 따라서 대뇌변연계는 〈동물의 뇌〉라고 부른다.

거대화한 대뇌 속에도 〈동물의 뇌〉와 같은 부분이 있는데, 이부분을 '대뇌기저핵(大腦基底核)'이라고 부른다. 대뇌변연계가 마음을 만드는 정신계에 작용하여 원시적인 감정을 발생시킴과 마찬가지로 대뇌기저핵은 대뇌, 소뇌에서 발생하는 운동계에 작용하여 운동계를 미묘하게 조절하며, 인간에게나 동물에게나 감정의 운동적 표현이라고 할 수 있는 표정, 태도 등을 만들어 준다.

조류에는 대뇌기저핵이 최고의 대뇌로서 발달했다. 그래서 미묘한 조절을 할 수 있는 운동을 하며, 조류만이 공중을 자유로이 날 수 있다. 따라서 대뇌기저핵도 인간에게는 아주 중요한 대뇌의 하나이다.

마지막으로, 인간에게만 특별히 거대하게 발달한 대뇌의 외측 부분〔외엽(外葉)이라고 함〕을 '대뇌신피질(大腦新皮質)'이라고 한다. 이 대뇌신피질에서 특히 인간으로서의 활동이 이루어진다. 이 대뇌신피질 속에서도, 마지막으로 발달한 이마 바로 뒷부분의 '전두엽(前頭葉)', 그중에서도 전방 약 3분의 2의 '전두전야(前頭前野)' 혹은 '전두연합야(前頭連合野)'라고 부르는 곳이야말로, 인간의 마음이 직접 만들어지는 곳이며, 인간을 인간답게 하는 가장 중요한 부분이다. 인간에게만 있는 우수한 지능은, 이 대뇌신피질이 있을 때 비로소 생겨나는 것이며, 대뇌신피질은 '인간의 뇌'라고 부른다.

〈생명의 뇌〉라고 할 수 있는 뇌간은 아래에서 위로 연수(延髓), 교(橋), 중뇌, 시상과 연결되어 있으며, 연수의 밑에 척수가 매달려 있다. 이것은 동질의 뇌이다. 또한 모두 생명을 유지하는 뇌이며, 그만큼 구별하기 어렵다. 단, 최상위의 시상만은 좌우로 나뉘어 있으며, 그 위에 발달한 대뇌도 필연적으로 좌우로 나뉘어 있다. 단, 완전히 분리되어 있을 뿐만 아니라 그 사이에서 연락을 하는 뇌[대뇌의 경우는 뇌량(腦梁, Corpus Callosum)]가 있다. 중뇌 이하의 뇌는 모두 좌우가 융합되어 있다.

시상의 하부에 해당하는 '시상하부(Hypothalamus)'는 그 상부는 시상과 더불어 좌우로 나누어지고, 하부는 중뇌의 위에 연결되어 있다. 게다가 시상하부의 전단에서 부리와 같이 돌기가 나와 있고, 그 앞에 '뇌하수체'라는 호르몬계의 뇌가 있다(그림 2).

이 시상하부는 인간의 경우 뇌의 중심에 있고, 엄지손가락 끝 정도 크기의 작은 뇌(약 1㎝, 약 5g)지만, 마음의 활동을 하는 데 특히 중요한 의미를 갖는다. 시상하부는 다른 뇌간의 뇌와 성질, 작용과도 달라서 발생학적으로는 가장 원시적인 특별한 뇌이며, 신경 작용보다 그 원계(原系)인 호르몬의 작용이 우선하는 곳이다.

시상하부는 테두리가 깔때기형을 하고, 그 살점 두께 부분의 앞에서부터 차례로 성욕의 중추(性中樞), 식욕의 중추(食中樞), 체온조절의 중추가 좌우대칭으로 2개씩 나란히 있다. 필자는 시상하부는 식욕, 성욕만이 아니라 일반적인 욕구를 발생시키는 특별한 뇌라고 생각한다. 그리고 그 욕구가 상위의 뇌인 대뇌변연계, 대뇌신피질의 전두전야에 작용을 일으키며, 의욕, 의지라고 말한다. 마음의 성분 가운데 '의(意)'를 발생시킨다고 생각한다. 따라서 시상하부는 뇌간에 있으나 생명 활동이라고 하기보다도 동물적 활동의 원천이며, 〈동물의 뇌〉에 포함된다.

이상을 요약해 보면, 인간의 뇌는 각각의 기능을 갖는 7가지의 뇌, 즉 〈인간의 뇌〉인 대뇌신피질, 〈동물의 뇌〉인 대뇌변연계, 대뇌기저핵과 시상하부, 〈운동의 뇌〉인 소뇌, 〈생명의 뇌〉인 뇌간, 그리고 반사만을 하면서 단순한 〈연락로〉가 되어버린 척수와 〈호르몬의 뇌〉인 뇌하수체로 구성되어 있다(그림 2). 또한 이들 뇌 가운데, 마음의 창출에 직접 관계하는 뇌는 대뇌신피질, 대뇌변연계, 시상하부이며, 필자는 이들 각각의 뇌에서 마음의 3가지 성분인 지(知), 정(情), 의(意)가 생성된다고 생각한다.

3. 뇌는 4가지 종류의 세포로 이루어져 있다

호르몬 분비세포에서 신경세포로 진화

인간의 뇌가 마음이라는 정보를 만들어 내는 점에서 보면 모든 뇌는 정보를 처리하는 컴퓨터라는 장치와 유사하다. 이 〈장치〉는 정보를 전달하는 3가지 종류의 세포로 이루어져 있다. 결론부터 말하면, 마음의 3가지 성분, 지, 정, 의의 원천은 각각 이 3가지 종류의 세포에서 비롯된다고 필자는 생각한다. 그래서 우선 이 3가지 종류 세포들 중의 하나이며, 이들 세포의 근원을 이루는 세포에 대해 설명하겠다.

인체도, 동물체도(또한 식물체, 모든 다세포생물체) 체내 세포 간의 연락을 '호르몬'이라는 정보전달분자가 한다. 호르몬은 발견 당시 체내로 분비된다는 점에서 내분비물질로 불렸으나, 20세기 초 내분비물질의 한 가지가 그리스어로 세포를 '자극한다'는 의미에서 '호르몬'이라고 불리게 되었으며, 그 후 모두 호르몬이라고 부르게 되었다. 호르몬을 그 정보전달의 기능으로부터 '케미컬 메신저(화학적 정보전달인자)' 혹은 '분자언어(Molecular Language)'라는 식으로 표현하나 호르몬이라는 간결한 말에는 미치지 못한다.

호르몬은 체내의 세포 간의 정보전달분자이다. 그러나 혈류와 같이 체액 내에 분비되고, 그 흐름을 타고 정보를 전달하기 때문에 정보전달속도는 매초 수㎜에서 수㎝로 아주 느리다. 게다가 정보가 혈류를 타고 전신으로 널리 확산되기 때문에 호르몬만의 정보전달로는, 아주 고등동물의 재빠른 운동이나 행동을 일으킬 수 없다.

동물이 해면과 산호 등에서 해파리, 해삼과 같은 자포동물로 진화하면 호르몬 분비세포는 그 세포막의 일부를 돌출시켜서, 가늘고 긴 섬유로서 발달시켜 섬유를 따라 특별한 펄스파의 전류를 흘리고, 전류에 의해 정보를 재빨리 전달한다. 이것이 가장 원시적인 '신경세포'이며, 이 가늘고 긴 섬유를 '신경섬유'라고 한다. 신경섬유의 말단부로부터는 '신경호르몬'이라는 특별한 호르몬을 분비하고 정보를 전달한다.

자포동물의 경우는 신경전류의 작용도 신경호르몬의 작용도 미분화되어 있고, 신경전류는 신경섬유를 따라 수동적으로 자극을 전달할 뿐이며, 정보전달은 어떤 방향으로도 마음대로 흐르면서 할 수 있다. 따라서 이들 동물은 먹이가 나타나면 잡는 식의 수동적인 행동밖에 하지 못한다. 이러한 펄스의 행동은 신경섬유가 전신에 망처럼 확산되어 있기 때문에 '신경망'이라고 부른다.

동물이 더욱 진화하여 조개류와 같은 연체동물, 곤충류와 같은 절지동물 등 하등의 무척추동물이 되면, 신경섬유의 말단부에서 분비되는 호르몬의 작용은 고정되고, 말단부에서 호르몬이 정보를 전달하는 표적세포로 한 방향으로 정보를 전달하고, 호르몬 분비세포는 신경세포로서 완성된다. 이 신경호르몬에 의해 정보가 한 방향으로 전달되는 것은 아주 중요한 사실로서, 이것으로 신경세포에 의해 만들어지는 뇌가 비로소 능동적으로 활동할 수 있다. 표적세포는 일반적으로 근육세포와 다른 신경세포나 호르몬 분비세포와 기타 세포이다.

호르몬 분비세포와 신경세포를 비교하기 위하여, 간단히 모형화해 보면 〈그림 3〉과 같다. 신경호르몬이 활동하고, 정보를 전달하는 신경섬유의 말단부와 정보를 받는 표적세포의 표면(세포막) 사이에는 불과 약 100nm(nm는 10억 분의 1m)의 틈이 있고, 이 부분은 그리스어의 〈접속〉이라는 의미에서 유래하여 '시냅스(Synapse)'라고 부른다.

신경세포의 본체는 구형(지름 수 ㎛, 1㎛는 100만 분의 1m)으로, 한 개의 돌기를 펼쳐 가늘고 긴(지름 약 0.1~1.0㎛) 신경섬유를 만들고(긴 것은 길이 1m에 달한다), 그 말단부는 보통 여러 갈래로 나누어져 각각의 시냅스를 만든다. 신경섬유에 대하여 신경세포 자체는 '세포체(Cell Body)' 혹은 '소마(Soma : 육체라는 의미)'라고 한다.

신경세포는 진화에 따라 신경섬유 이외에 다수의 짧은 돌기

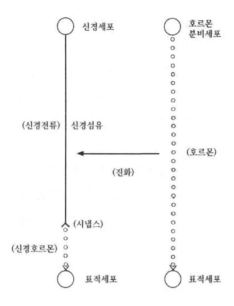

〈그림 3〉 호르몬 분비세포와 신경세포

(수상돌기라고 함)를 사방으로 내고, 성게와 같은 형이 된다. 그러나 수상돌기의 성질은 신경세포의 성질과 똑같기 때문에 여기에서는 신경세포라고 생각하여, 특별히 신경 쓰지 않겠다. 또한 신경세포와 신경섬유를 통틀어서 '뉴런(Neuron)'이라고 부르지만, 이 책에서는 특별한 경우 이외에는 사용하지 않겠다.

신경섬유에 피복이 생겼다

또한 진화가 계속되어 척추동물로 진화하면 신경섬유는 '수초[수초(髓鞘), Myelin]'라는 특별히 우수한 절연피복을 씌우게 되고, 신경전류의 전달 효율이 약 100배 높아진다. 수초란 신경의 피복(Sheath)이라는 의미이고, 모형화하면 〈그림 4〉와 같

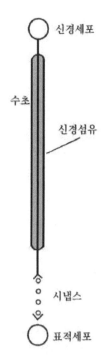

신경세포

수초

신경섬유

시냅스

표적세포

〈그림 4〉 유수신경

다. 수초(신경피복)가 있는 진화된 척추동물의 고급신경은 피복전선과 마찬가지로 정보전달의 효율이 좋으며, '유수신경(有髓神經)'이라고 한다. 한편, 수초가 없는 무척추동물 시대의 원시적인 신경은 '무수신경(無髓神經)'이라고 부른다.

신경섬유는 절연피복의 유무에 따라 신경의 우열 차이는 매우 크다. 전류속도로 비교하면 무수신경은 매초 약 1m이지만, 진화된 유수신경은 매초 약 100m나 된다. 손톱 끝을 밟혀도 즉시 아프다고 느끼는 것은 이것 때문이다.

이상과 같이 인간의 뇌를 이루는 정보전달 세포는 호르몬 분비세포, 원시적인 무수신경 세포, 진화된 유수신경세포 3가지로 구성된다. 그러나 실제로 신경세포는 자기 스스로 영양을 취할 수 없기 때문에 신경세포에 혈관에서 영양을 공급하는 영양세포(뇌 속에서는 글리아세포)가 가세하여 4가지 종류의 세포로 구성된다.

인간의 뇌가 복잡하다고 하지만, 이와 같은 세포 수순이 되면 단 4가지 종류의 세포뿐이며, 세포 수가 억 단위로 복잡하다는 점을 제외한다면 지극히 단순하며, 세포 수준, 분자 수준은 해독하기 쉬운 체계이다.

마음을 만드는 데 있어서 대뇌신피질은 진화된 유수신경이 주도하며, 마음의 3가지 성분 가운데 '지'라고 부르는 지능을

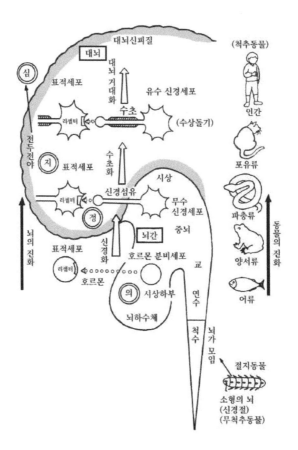

〈그림 5〉 신경세포의 진화와 동물의 진화

발생시킨다. 그리고 대뇌변연계는 원시적인 무수신경이 주도하고, '정'이라는 감정을 발생시키며, 마지막으로 뇌간의 시상하부는 가장 원시적인 호르몬 분비세포가 주도하며, '의'라고 부르는 의욕이 각각 진화하여 발생된다고 필자는 생각한다. 이상의 진화관계를 추적하여 그림을 그려보면 〈그림 5〉와 같다.

II. 마음과 관계가 있는 A계 신경

* 쾌감을 추적하는 선구적 연구자들
* 감정의 근원이 되는 A_{10}신경
* 인간 창조력의 원천이 보인다
* 쾌감을 유발하는 도파민 분자
* '혈뇌장벽'이라는 관문
* 표정을 만드는 A_9 A_8신경과 애정을 기르는 A_{12}신경

1. 쾌감을 추적하는 선구적 연구자들

쾌락중추의 발견

기분이 좋다, 마음이 편안하다는 쾌감은 인간뿐만 아니라 동물도 좋아하는 것이며, 바라는 것이다. 이와 같이 누구든지 좋아하는 쾌감을 느끼는 장소는 오래전부터 인간의 뇌 속에 있다고 여겨졌으며, '쾌감중추' 혹은 '쾌락중추'로 불렸다. 이 쾌감중추는 1954년 우연히 발견되어, 1978년 개량된 실험법을 사용하여 뇌내의 A_{10}신경이라는 특별한 신경이라고 짐작했다.

1954년, 미국 캘리포니아 공과대학의 생물심리학자 제임스 올즈(James Olds)는 캐나다의 맥길대학의 심리학자 도널드 O. 헵(D. O. Hebb) 연구실에서 대학원생 선배의 지도하에 쥐의 뇌에 전극을 심어 넣고 약한 전류를 흘려 뇌를 자극했을 때 어떻게 행동하는가를 조사하였다. 그런데 한 마리가 어떠한 이유인지 전기자극을 받은 장소에 돌아오는 경향이 있다는 사실을 알았다. 그는 이 우연한 발견을 놓치지 않고, 이것은 쥐에게 기분 좋은 자극이라고 생각했다. 그리고 계통적인 실험을 하여 쥐가 뇌의 특정한 장소(내측 전뇌 속)에 전기자극을 받으면 쾌감을 느낀다는 것을 밝혀내고, 뇌 안의 이러한 부위를 '보수계(報酬系)'라고 명명했다.

이것은 보수를 줌으로써 쾌감을 발생시킨다는 심리적 개념으로, '플러스 강화'라고도 부른다. 그러나 보수라는 개념은 인간의 마음에는 어울리지 않기 때문에, 여기에서는 '쾌감' 혹은 '쾌감계'라는 말을 쓰기로 하겠다.

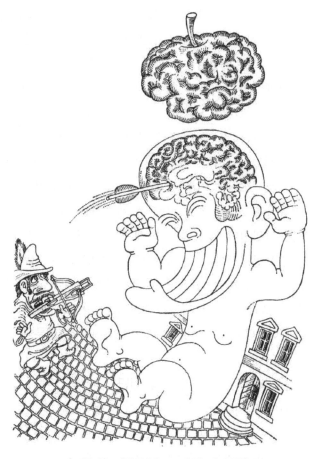

〈그림 6〉 쾌락중추는 뜻밖에 발견되었다

이 발견에는 한 가지의 에피소드가 있다. 쥐의 머리는 작고, 게다가 그 얇은 두개골에 전극을 꽂는 것이 어렵기 때문에, 전극은 목적했던 각성중추보다 약 4㎜나 앞에 꽂혀 있었다. 결국 꽂힌 전극의 위치 때문에 쾌감중추가 발견된 것이다.

올즈는 1976년 애석하게도 사고사했으나, 1978년 올즈의 제

자였던 노스웨스턴대학의 생물심리학자 알리에 라우텐버그가 개량된 실험 방법으로 올즈가 구했던 쾌감계를 A_{10}신경이라는 특정 신경으로 추측하였다.

그보다 오래전인 1955년 북유럽의 연구자들은 신경의 조직 표본을 만들어, 그것에 80℃로 약 1시간 동안 극히 자극성을 가진 가스(포름알데히드 가스)를 통과시키는 간단한 조작으로 전선으로서의 신경섬유의 말단부 시냅스에서 활동하는 신경호르몬분자 중에서 '도파민'이라는 신경호르몬과 그 중간을 녹색과 황색의 아름다운 형광물질로 바꾸어 관측하는 데 성공했다. 이 형광물질은 적외선이 닿으면 강하게 발광하고, 1㎤ 안에 10억 분의 1g의 신경호르몬의 존재만으로도 확인할 수 있었고, 이 신경호르몬을 사용하는 신경의 체내주행을 정확하고 확실하게 알 수 있게 했다. 이 방법은 조직화학적 형광법[발견자 이름에 따라서 팔크 히라법(Falck-Hillarp Method)]이라고 부른다.

1964년은 뇌분자 수준 연구의 원년

그 후 10년이 지난 1964년 북유럽의 연구자들은 이 조직화학적 형광법을 뇌에 응용, 3종류의 신경호르몬을 사용하여 활동하는 3종류의 신경의 뇌내주행 전모를 밝혔다. 그때까지 예상도 할 수 없었던 뇌내신경의 주행을 실제로 아름다운 녹색과 황색의 형광상으로 보여 세계의 연구자들을 경탄시켰다. 이 성과는 그때까지 블랙박스로서 손을 쓰지 못하였던 인간 뇌의 활동을, 뇌 안에 있는 분자로부터 신경의 활동을 통해 분자 수준으로 해명해 가는 실마리를 잡은 것으로, 1964년은 뇌에서 마음을 분자 수준으로 연구하기 시작하는 원년이었다.

뇌의 조직화학적 형광법에 의한 연구 결과는 나중에 상세히 설명하기로 하고, 마음에서 가장 중요한 A_{10}신경의 명명에 대해 설명을 하겠다. 북유럽의 연구자들은 조직화학적 형광법으로, 수만 개의 신경세포(세포체)가 모인 신경핵이 뇌간의 중앙을 따라 좌우 2열씩, 합계 4열로 각각 10개 정도 있다는 사실을 발견했다. 그리고 외측에 나란히 녹색의 형광을 발생하는 신경핵계열을 A계열, 내측에 나란히 황색의 형광을 발생하는 신경핵계열을 B계열로 명명하고, 뇌간의 하위에 있는 신경핵부터 상위로 1, 2, 3, … 순서로 A_1, A_2, A_3라는 식으로 번호를 매겼다.

외측의 녹색의 형광을 띠는 A계열의 10번째, 상당히 상위의 신경핵 신경이 문제의 A_{10}신경이며, 마음에 있어서 가장 중요한 신경이다. 그 전모에 관하여는 A계열을 만드는 신경의 신경호르몬에는 극히 닮은 2가지 점이 있고, 처음의 조직화학적 형광법으로는 식별할 수 없었다. 그런데 라우텐버그는 포름알데히드 가스 대신에 분자가 약간 큰 글리옥실산(Glyoxylic Acid)을 사용하는 개량된 형광법을 이용하여, A_{10}신경이 도파민이라는 신경호르몬을 사용하는 신경이라는 사실을 확인하고, 이 신경이 보수계이며, 쾌락계라는 사실을 알게 되었다.

1983년 캐나다의 연구자는 PET(포지트론CT)으로 인간 뇌 안의 도파민의 분포를 컬러사진과 같이 포착하여, A_{10}신경이 인간 뇌의 전두엽과 측두엽에만 국부적으로 존재하여 활동한다는 사실을 증명했다(또한, 책머리의 그림에는 A_8, A_9신경이 뇌의 중심에 있는 대뇌기저핵에만 활동한다는 사실도 나타낸다).

2. 감정의 근원이 되는 A₁₀신경

A₁₀신경은 가장 중요한 장소를 통과한다

마음에 있어서 가장 중요한 장소는 '지'를 만드는 대뇌신피질(Neocortex)의 전두엽과 측두엽, '정'을 만들어 내는 대뇌변연계(Limbic System)와 대뇌기저핵(Basal Ganglia), 그리고 '의'를 만드는 뇌간의 시상하부(Hippothalamus)이다.

A₁₀신경의 신경섬유는 이상하게도 뇌간(중뇌)을 나와 마음에 있어서 가장 중요한 3곳만을 통한다. 100억 개가 넘는 인간 뇌신경세포 중에서 A₁₀신경은 인간의 마음에 있어서 중요한 장소에 널리 분포하고, 쾌감을 만들어 내고, 감정으로부터 마음의 원천이 되는 중요한 신경이다. 게다가 A₁₀신경은 하등한 무척추동물 시대부터 있었던 원시적인 무척추신경(전류속도는 매초 약 0.5m)이며, 그것이 특징이다.

인간에 있어서 A₁₀신경이 가장 중요한 이유를 알기 위하여, A₁₀신경의 인간의 뇌내 경로를 쫓아가 보자. A₁₀신경의 신경세포(세포체)는 〈생명의 뇌〉인 뇌간의 상부, 중뇌라는 곳의 배쪽 [앞부분, 복측피개야(腹側被蓋野)라는 곳]에 모여 있다. 다시 말하면 여기에 14,000개(도파민을 분비하는 것이 약 9,000개)의 신경세포가 모여, 하나의 신경핵 모양을 만든다. 뇌내에는 이러한 신경핵이 많이 있고 각각 서로 다른 기능을 맡고, 결국 뇌는 이 신경핵이 모여 있는 곳이다.

예부터 뇌 속에 특별한 기능을 하는 부분은 '중추'(센터)라고 불렀다. 예를 들면 성(性)중추, 식(食)중추 등으로, 그 한 가지로 쾌감 중추를 생각할 수 있다. 이러한 중추는 모두 각종의 신경

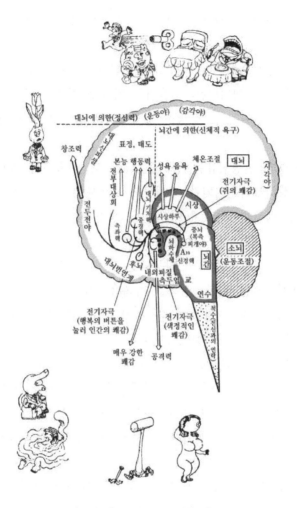

〈그림 7〉 A$_{10}$신경의 작용모형도

핵으로 구성되어 있고, 이 중추가 모여 뇌가 된다. 따라서 신경
핵이 해명된다면 필연적으로 각 중추가 해명되어, 중추가 모여
있는 인간의 뇌, 마음도 밝혀질 수 있다.

뇌간의 중뇌는 뇌간 속에 있는 상위의 고급스러운 뇌이며, 그 위의 대뇌를 A_{10}신경과 같은 상행성의 신경에 의해 움직이게 하여, 감정으로부터 마음을 일으킨다. 또한 운동에 대해 말하면 중뇌는 보행이라든가, 올바른 자세를 취한다든가, 눈의 동공을 수축시킨다든가, 상당히 고급스러운 활동을 맡고 있는 뇌이다.

A_{10}신경의 신경섬유는 중뇌를 나와 뇌간 속에서 바로 위에 있는 시상하부라는, 뇌간 속에서도 호르몬이 주로 활동하는 원시적이고 중요한 뇌로 들어간다. 시상하부는 작은 뇌(약 5g)이지만 인간에 있어서도, 동물에 있어서도, 살아가려는 기본적인 욕구, 특히 식욕과 성욕이 발동되는 곳이다. 말할 것도 없이 식욕은 개체유지를 위한, 성욕은 종족유지를 위한 본능활동이다. 게다가 시상하부는 내장을 자동적으로 조절하고, 지배하는 자율신경의 중추이기도 하여, 그 중요성은 실로 크다.

그런데 A_{10}신경은 중뇌를 나와 곧 원시적인 뇌, 시상하부의 외측의 부분을 다른 다수의 신경섬유와 함께 '내측전뇌속(內側前腦束)'이라는 두꺼운 신경다발(지름 수㎜)을 만들어 통과하고 나서, 그 위의 대뇌로 들어간다. 쥐의 내측전뇌속을 전기자극해 쾌감을 만들 수 있는 반면, 인간은 내측전뇌속을 전기자극해도 쾌감은 생겨나지 않는다. 인간은 상위의 대뇌가 거대하게 발달하고, 가장 쾌감을 느끼는 곳이 대뇌신피질의 측두엽으로 이동하였기 때문이다.

시상하부의 앞부분에는 성중추, 시상하부의 중앙부에는 식중추가 있어서 그 속을 내측전뇌속이 통과한다. 그러나 현재 이들 성중추, 식중추와 A_{10}신경 사이의 직접적 관계는 해석되어 있지 않다. 그래도 성욕, 식욕이 만족되면 쾌감에 빠지는 것은 누구나 경험하는 것이며, 이것은 A$_{10}$신경 활동에 의한 것이다.

A$_{10}$신경은 '쾌감신경'

시상하부를 통과한 A$_{10}$신경의 신경섬유는 인간의 경우, 〈동물의 뇌〉라는 고대의 동물 시대부터 있었던 대뇌변연계로 들어간다. 우선, 대뇌변연계의 속에서도 가장 원시적으로 시상하부에 근접한 편도핵(扁桃核, 편도체라고도 한다)이라는 아몬드형의 조그만 타원체(지름 15㎜)의 뇌로 들어간다. 편도핵은 인간과 동물의 공격성을 만들어 내는 곳으로 알려져 있고 분노, 공포, 경계, 탐색 등과 깊은 관계가 있다. 시상하부와도 밀접하게 관계하고, 편도핵이 파괴되면 시상하부와의 관계에서 과식, 다식, 성 증진을 일으킨다. 그러면 편도핵과 A$_{10}$신경은 어떤 관계일까. 그것은 아직 알려져 있지 않다.

편도핵으로 진행한 A$_{10}$신경의 신경섬유의 일부는 나누어져서 바로 옆의 측두엽(대뇌신피질의 일부로 관자놀이 뒷부분으로, 전두엽과 함께 마음을 일으키는 중요한 곳) 내측의 움푹 들어간 곳으로, 편도핵을 감싸는 피질로 들어간다. 여기에는 A$_{10}$신경의 신경섬유의 말단부가 다수 나누어져 특히 밀집하여 분포하고, 1978년 라우텐버그가 동물실험으로 확인한 최고의 쾌감이 느껴지는 곳이다. 이 실험 결과는 A$_{10}$신경이 기억과 학습에 직접적으로 관계하고, '좋아할 때 비로소 잘할 수 있다'는 것을 증명한다. 또한 기억, 학습과 가장 관계가 깊다고 하는 대뇌변연계 속의 '해마(Hippocampus)'라는 부분은 편도핵에 이어 가늘고 긴 상당히 큰 뇌이고, 그곳에도 A$_{10}$신경의 일부는 지난다.

라우텐버그의 실험보다 앞선 1971년 미국에서 간질 치료를 위해 측두엽에 전기자극을 하였다. 그 결과, 어느 젊은 여성 환자는 평상시는 새침데기인데 교태를 보이고, 결혼하고 싶다는 다른 여성 환자는 수다쟁이가 되고, 얼굴도 본 적이 없는 남성 조사자를 좋아한다며 손에 키스를 할 정도였다. 이와 같이 측두엽의 전기자극으로 매우 색정적으로 변하는 것은 측두엽에서 A_{10}신경이 최고의 쾌감을 느낌과 동시에 A_{10}신경이 성중추를 통하는 데 원인이 있을 것이다.

다음으로 A_{10}신경의 신경섬유는 나누어져서, 냄새를 느끼는 '취뇌(嗅腦)'와 표정과 관련이 깊은 '대뇌기저핵'〔그 일부 미상핵(尾狀核)〕으로 들어간다. 모두 쾌감과 관련 있는 곳이다. 그리고 A_{10}신경 신경섬유는 시상하부 후방의 중요한 뇌로 취각에 관계하는 뇌로도 들어간다.

A_{10}신경의 신경섬유는 다음으로 대뇌변연계 속에도 상위의 소형의 뇌, '측좌핵(側坐核)'과 '중격핵(中隔核)'으로 들어간다(모두가 지름 수㎜의 작은 타원체의 뇌이다). 측좌핵을 전기자극하면 동물은 혼자서 달려 나가 버린다(이것을 자발운동성이라고 한다). 자발운동성은 행동력의 원인이라고 생각되고, 행동력도 쾌감과 관계가 깊을 것이다. 한편, 중격핵은 측좌핵, 편도핵과 관계가 깊고, 바로 상위의 뇌이며, 쾌감과 관계가 깊다. 1963년 미국에서 중격핵이 있는 곳에 전극을 심어 넣고, 스스로 전기자극하는 기계를 정신질환자에게 장착했더니, 1시간에 400회나 전기자극용 버튼을 계속 눌러, 〈행복한 버튼을 누르는 인간〉이라고 불렸다고 한다.

또한, 측좌핵은 최근에 해명된 인간에게 매우 중요한 소형의 뇌로, 마음을 창출하는 인간의 전두전야(前頭前野) 바로 뒤 깊숙한 곳에 있고, 뇌의 인터페이스(접속장치라는 의미)라고도 불린다. 측좌핵은 인간의 뇌 속에서 전두전야와 대뇌변연계, 대뇌기저핵의 교차점에 있으며, 각각의 뇌와 긴밀한 신경연락을 취한다. 스스로 자발운동을 일으키고 감정, 의욕의 유지에 깊이 관계한다. 게다가 측좌핵은 각종 호르몬, 신경호르몬이 융합하여 활동하고, 작지만 마음의 창출에 가장 중요한 거점이다. A$_{10}$신경 신경섬유의 일부가 여기에서 끝나는 것은 중요한 의미를 갖는다.

마지막으로 A$_{10}$신경 신경섬유는 대뇌신피질과 대뇌변연계의 중간에 널리 분포하고, 대뇌변연계에 속하는 '대상회(帶狀回)'라는 상당히 크게 확산된 뇌의 앞부분〔전부대상회(前部帶狀回)〕과 가장 나중에 발달하여 인간의 마음을 창출하는 대뇌신피질의 전두엽의 전두전야로 들어간다. 대상회는 모든 본능 활동을 통합하여 행하는 곳이고, 대뇌변연계에 포함된다. 또한 전두전야는 정신, 즉 마음을 직접 창출하는 곳이며, 인간의 창조성이 발생하는 곳이다. 모두가 쾌감과 관계가 깊다. 또한, 시가(賀滋)의 대의 마에다 도시히로(前田敏博) 교수에 의하면, A$_{10}$신경 같은 뇌 전체로 확산된 광역분포의 무수신경은 진화의 과정에서는 파충류, 조류에서 출현하고, 포유류가 되면 그 일부가 대뇌신피질의 전두전야를 지배하고, 이것이 전두전야의 활동과 밀접하게 관련 있다고 한다.

이상과 같이 A$_{10}$신경을 추적하면, 모든 것이 쾌감과 관련 있고, 게다가 인간 마음에 있어서 가장 중요한 뇌만을 주행한다. 그래서 A$_{10}$신경은 1981년경부터 '쾌감신경', '다행(多幸)신경'으로 불렸다. A10신경의 신경섬유는 시상하부에서 대뇌신피질의 전두전야까지 널리 분포하기 때문에, 쾌감의 정도에도 계층을 낳고, 식욕, 성욕을 만족하는 동물적인 쾌감 단계에서 창조성을 발휘할 수 있는 지고의 깨달음이라고 할 수 있는 쾌감 단계까지 만들어 낼 수 있는 것이다.

3. 인간 창조력의 원천이 보인다

오토리셉터가 없는 A10신경

인간 정신 활동의 요체가 되는 A10신경에는 두 가지 종류가 있다. 전두전야 등 최고급의 대뇌신피질로 향하는 '중뇌전두전야 A10신경'과 그 이외의 곳으로 향하는 '중뇌변연계 A10신경'이다. 1981년 미국 예일대학의 마이클 J. 반논은 A10신경 중에서 직접 마음을 만드는 전두전야로 가는 A10신경(중뇌전두전야 A10신경)에만 '오토리셉터'가 없는 것을 발견하였다.

오토리셉터는 Auto(자기)의 Recepter(수용체), 즉 '자기수용체'를 의미한다. 리셉터는 일반적으로 자극정보를 수용하는 기관을 가리키지만, 여기에서는 정보를 전달하는 분자(신경호르몬)와 결합하여, 정보를 받는 분자구조(주로 단백질 분자)를 말한다.

신경섬유에 전기신호(신경전류)가 전해지면, 그 말단부에서 정보를 갖는 신경호르몬이 분비되고, 그것이 표적세포(다른 신경세포와 근육 세포) 표면의 세포막에 있는 리셉터에 결합하며, 그 신경호르몬의 양의 많고 적음에 따라 정보가 표적세포에 전달된다. 신경호르몬은 독성, 응성이 강하며 신경섬유의 말단부에 수백 개 정도의 분비과립이라는 조그만 과립에 수천 개의 분자가 저장되어 있다.

보통은 표적세포에 있는 리셉터와 같은 리셉터가 정보를 전달하는 신경섬유의 말단부에도 있다. 이것이 오토리셉터로서 분비된 신경호르몬의 일부를 감지하고(분비된 신경호르몬의 일부가 이 오토리셉터에도 결합하고), 신경호르몬 분비를 역으로 억제한다.

이러한 현상을 '마이너스(-) 피드백'이라고 한다. 일반적으로 말하면, 출력된 정보를 다시 한번 입력 측에 되돌려서 다음의 처리를 하는 것으로 전기난로가 과열되었을 때 그 열을 느끼고 바이메탈이 자동적으로 단절되어, 들어오는 전기를 차단시켜 과열을 방지하고 항상 일정한 온도를 유지시키는 방법이다. 오토리셉터의 경우도 완전히 동일해서, 분비된 신경호르몬 일부를 신경섬유의 말단부가 느끼고, 반말단부에서 신경호르몬의 분비를 스스로 억제하고, 항상 일정한 적당량의 신경호르몬이 분비되도록 한다.

이와 같이 마이너스 피드백에 의해 신체 상태가 최적의 상태로 조절되는 것은 동물체라면 언제 어디에서라도 이루어진다. 신경계도, 호르몬계, 혈관계에서도, 모든 마이너스 피드백이 작용하여 환경에 대하여 항상 자동적으로 적당한 값이 유지되도록 시스템이 구성되어 있다. 예를 들면 체온이 일정하다는 점, 혈액 내 에너지원인 포도당량이 일정하다는 사실 등이다. 1932년 미국의 생리학자 월터 B. 캐논(Walter B. Cannon)은 이와 같은 생물의 메커니즘을 '호메오스타시스[Homeostasis : 생체의 항상성(恒常性)]'라고 명명했으며, 이는 생리학의 기본원리이다.

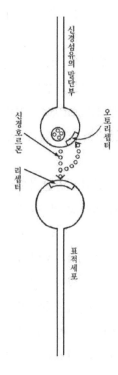

<그림 8> 오토리셉터

호메오스타시스에 의해 체내 환경은 항상 일정하게 유지되고, 체내의 각 세포는 안심하고 각각의 활동을 정상으로 영위할 수 있다. 하지만 특별한 경우는 마이너스 피드백을 잃고, 반응이 반응을 불러(플러스 피드백) 급격히 진행, 파괴적인 반응이 일어나는 경우가 있다. 생체 내에서는 극히 적지만 여성의 배란현상, 곤충의 변태현상, 신경의 전기발생 등이 그러한 경우이다.

신경호르몬의 분비작용도 오토리셉터에 의해 마이너스 피드백 컨트롤로 필요충분한 활동을 한다. 그러나 이상하게도 인간에게 있어서 마음을 만드는 최고로 중요한 활동을 하는 전두전야에 가는 A_{10}신경만은 오토리셉터를 가지고 있지 않다. 그 결과, A_{10}신경 시냅스에서는 모처럼의 신경호르몬이 필요 이상 사용되고 소모되어, 반응이 지나치게 진행된다. 실제로 이 경우의 신경호르몬(도파민)의 소비 정도를 나타내는 대사회전(Turn Over)을 측정하는데, 그 속도는 중뇌전두전야 A_{10}신경이 중뇌변연계 A_{10}신경의 2배, A_9신경의 4배의 속도였다.

자유로운 발상의 근원

인간의 마음을 만드는 전두전야로 진행하는 A_{10}신경이 오토리셉터를 가지고 있지 않고, 마이너스 피드백이 없고, 대사회전이 빠르다는 것은 다르게 표현하면 생리작용의 기본인 호메오스타시스가 유지되지 않는 것이다. 이것에 관하여 필자는 인간의 마음, 즉 정신 활동이 마이너스 피드백에 의한 제한을 받지 않고 자유분방한 발상을 할 수 있고, 시행착오를 마음껏 할 수 있으며, 독창적인 발상이 가능하고, 창조력을 발휘할 수 있다고 생각한다. 이것이 인간의 창조성의 원천이고, 이 창조성이 있기 때문에 비로소 인류의 문명 문화를 구축했을 것이다.

다른 동물에도 전두전야는 있어서 인간과 마찬가지로 A_{10}신경이 작용하나, 인간에 비해 훨씬 작고, A_{10}신경 수도 적다. 전두전야는 있어도 없는 것과 같고, 동물로서 틀에 박힌 행동밖에 할 수 없다고 생각된다.

캐나다의 철학자 마리오 분게는 "모든 고등한 척추동물은 창조적이며, 그중에서도 인간은 최고로 창조적이다"라고 말했다.

인간의 전두전야는 창조성 외에 전뇌, 전신의 활동을 통합하는 중요한 작용을 한다. 이것에 관하여, 1984년 영국의 신경과학자 수잔 D. 아이버센은 A_{10}신경의 신경호르몬이 "영장류의 대뇌피질에 있어서 통합에 중요하다"고 말한다. 그러나 통합작용은 모든 뇌가 갖는 작용이며, 상위의 뇌는 하위의 뇌를 지배하고, 이것은 A_{10}신경만의 특수작용이라고는 생각할 수 없다. 상위의 뇌일수록 진화된 유수신경이 많이 있어 컴퓨터로서 더욱 정밀하게 활동하고, 그것에 따라 하위의 뇌를 통합할 수 있으므로, 필자는 통합작용은 인간의 전두전야에만 한정된 작용은 아니라고 생각한다.

1977년경부터 해부학적 연구를 통해 A_{10}신경의 신경섬유는

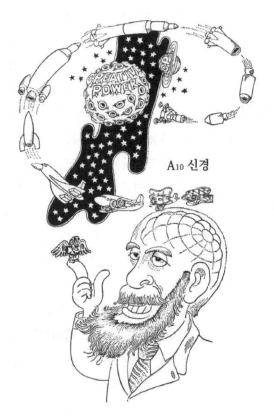

<그림 9> A₁₀신경에 '마이너스 피드백'이 없다는 것이 인간 창조력의
원천이 아닐까?

대뇌신피질의 전두엽, 측두엽에 있는 깊은 곳까지 은밀하게 분
포한다는 사실을 알았다. 대뇌신피질은 뇌의 진화 단계에서 급
격하게 공간적으로 사방으로 널리 확대되어 발달했기 때문에,
아름답게 정돈된 6층 구조이고, 겉층으로부터 속층으로 1층, 2
층, …6층으로 명명되어 있다. A₁₀신경은 내부의 깊은 곳인 5
층과 6층에 은밀하게 분포하고, 이것이 A₁₀신경이 마음의 기본

을 유지하는 중요성을 나타낸다. 또한 각 신경계마다 약물에 대한 저항성을 조사한 실험에서는, 중뇌전두전야 A_{10}신경이 가장 내성이 생기기 어렵고, 다음으로 중뇌변연계 A_{10}신경이며, 마지막으로 A_9신경이었다. 또한 이것의 행동표현의 하나로서, 중뇌전두전야 A_{10}신경이 스트레스를 받기가 아주 쉽다는 점도 확인되었다.

한편 인간에게밖에 존재하지 않는 조현병에 관하여, 그 원인이 신경호르몬인 도파민의 과잉활동에 기인한다는 도파민 가설이 가장 유력하지만 한발 더 나아가서 중뇌전두전야 A_{10}신경의 이상에 기인한다는 생각도 제안되었다. 일찍이 정신질환의 획기적인 치료법으로서 유행되었던 뇌 안으로 메스를 넣어 전두엽만을 잘라 분리하는 로보토미(Lobotomy)라는 수술이 있었다. 현재는 이 수술이 인격과 지능의 저하가 나타나는 등 부작용이 있다고 해서 행해지지 않지만, 이것은 A_{10}신경과 같은 신경이 다수 뇌간으로부터 전두전야로 상행한다는 사실을 생각한다면 당연한 결과이다.

4. 쾌감을 유발하는 도파민 분자

체내에서 언제든지 만들 수 있는 편리한 분자

인간의 마음에 있어서 중요한 A_{10}신경을 활동시켜 특징을 부여하는 것은 뇌내에 길고 넓게 분포한 A_{10}신경 신경섬유의 말단부로부터 분비되는 '도파민(Dopamine)'이라는 신경호르몬 분자이다. 이 도파민 분자는 분자로서는 인간의 쾌감, 감정으로부터 마음을 만드는 중요한 분자이며, 인간의 뇌 가운데에서는 그와 비슷한 동류의 분자(도파민 관련 분자)가 절반을 차지한다.

도파민은 도파(dopa)의 아민을 의미하는 이름으로, 도파는 단백질의 성분이며, 그 구성단위인 아미노산의 일종이다. 도파는 아미노산이라도 다른 아미노산과 같이 직접 단백질의 성분이 되지 않고, 단백질 성분 아미노산의 한 가지인 티로신(Tyrosine)에서 만들어지는 분자이다. 이와 같이 도파민 분자는 생명에 중요하며, 세포에서 생물체를 구성하는 단백질 성분으로부터, 체내에서 언제 어디에서나 만들어지고 사용할 수 있는 편리한 분자이다. 그러나 도파민 분자에는 독성이 있고, 특별한 경우 특별한 곳에서밖에 사용할 수 없다.

이 도파민이 뇌내에 부족하다면 감정은 둔감하고 마비되고, 반대로 도파민이 뇌내에 넘친다면 감정은 풍부해진다. 1974년 미국 존스홉킨스대학의 약리학자 솔로몬 H. 스나이더(S. H. Snyder)는 저서 『광기의 뇌』에서 약리학적 실험을 근거로 도파민의 과잉활동이 감정을 분방하게 하여, 결국에는 조현병을 일으킨다는 '도파민 가설'을 전개하였다. 조현병과 도파민 가설에 관하여는 나중에 자세히 설명하겠지만 조현병은 정신질환 중에서도 발병률이 높고, 게다가 뇌내의 변화를 확정할 수 없는 가장 난해한 정신질환이다. 그리고 1983년 PET에 의해 뇌내의 포도당 소비(대사)가 직접 측정되었는데, 조현병 환자는 대뇌신피질의 포도당 소비 장소가 편중되는데, 약을 투여하면 어느 정도 개선된다는 영상을 얻었다. 지금은 도파민 가설이 절반은 실증되었다고 해도 좋을 단계이다.

또한 1983년 캐나다 맥마스터대학의 핵의학자 가네트(E. S.

Garnett)는 PET을 사용하여 남성 연구원의 뇌내 도파민 분포를 조사하였다(책머리의 사진). 그 결과, 도파민 분자는 인간의 뇌내에서 대뇌기저핵에 가장 많고, 다음으로 대뇌신피질의 측두엽, 전두엽에 분포하고, 다른 곳에는 대부분 분포하지 않는다는 사실을 알았다. 측두엽, 전두엽의 전두전야는 A_{10}신경이 분포하는 곳이며, 이것으로 A_{10}신경이 실제로 살아 있는 과학자의 뇌내에서 중심적으로 활동한다는 것이 실증되었다.

또한, 대뇌기저핵에는 A_{10}신경과 똑같은 도파민으로 활동하는 동질의 A_9신경, A_8신경이 분포하고, 운동을 미세조정하여 감정에 대응하는 표정과 태도를 표현한다.

도파민의 작용

그러면 도파민 분자와 같은 분자는 신경에서 어떠한 활동을 할 것인가. 도파민 분자와 비슷한 종류의 분자는 신경의 전선인 신경섬유 말단부에서 분비되는 신경호르몬이지만, 다른 신경호르몬과 달라서 주판알과 같이 다수가 늘어선 신경섬유의 말단부에서 확산적으로 전체로 분비되어 그 정보를 받는 표적세포에서도 확산적 작용을 한다.

실은 이것이 무드를 만들고 감정을 일으키는 원인이 되며, 아날로그적 작용이 된다. 그리고 이것과 A_{10}신경 같은 신경의 말단부가 망처럼 되어 있는 것과 서로 어울려, 실제로 인간 마음의 무드, 감정이 만들어진다. 이와 같은 도파민 분자의 작용은 정원에 스프링클러로 물을 뿌리는 듯한 느낌이 들기 때문에, 'Garden Sprinkler 가설'이라는 용어로도 사용한다.

도파민 분자와 닮은 분자는 많이 있으며, 통상 뇌에는 직접

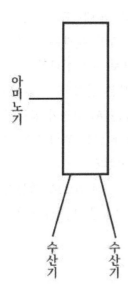

아미노기

수산기   수산기

〈그림 10〉 도파민 분자

들어갈 수 없지만, 언젠가 뇌내로 들어간다면 도파민의 활동에 강한 영향을 주고 독이 될 수도 약이 될 수도 있다. 그래서 그것을 분자 수준으로 이해하기 위하여 도파민 분자를 간단하게 모형화하여 나타냈다. 인간의 마음이 매우 중요하므로 도파민 분자를 인체로 비교하여 그 분자의 본체를 동체로 하고, 여기에 작용 부분이 수족처럼 붙어 있는 것으로서 표현해 보자. 도파민 분자의 경우에는 한 개의 손인 아미노기(NH_2)와 2개의 발인 수산기(OH)가 붙어 있다. 이와 같은 아미노기가 달려 있는 분자를 일반적으로 '아민'이라고 하며, 도파민은 도파의 아민(Amine)이라는 의미이다.

도파민 분자는 인간 뇌에만 존재하는 독점 분자는 아니다. 동물체나 식물체에도 효소만 있다면 언제 어디에서라도 아미노산으로부터 용이하게 만들어지는 분자이고, 인간의 경우 뇌 이외에서도 여러 가지의 중요한 활동을 한다. 하지만 때마침 인간의 대뇌는 최종적으로 거대하게 발달하였을 때 그 진화에 따라 도파민 분자를 잘 이용하였다.

5. '혈뇌장벽'이라는 관문

각성제는 도파민

필로폰 같은 각성제는 무서운 약이고, 그 무서움은 널리 알려져 있다. 각성제의 공포는 인간의 감정, 마음의 원천이 되는 마음에 있어서 가장 중요한 분자인 도파민과 닮아서, 만약 인간의 뇌 속에 들어가면 도파민의 〈모조분자〉로서 활동하여, 인간의 뇌를 광란하게 만들기 때문이다. 이것은 도파민 분자와 각성제 분자의 화학구조를 비교하면 한눈에 알 수 있다. 각성제의 무서움은 이러한 사실로부터 이해하지 않으면 안 된다.

도파민 분자는 기본분자의 동체에 1개의 아미노기의 손과 2개의 수산기의 발이 붙은 분자이고, 물과 닮은 수산기와 아미노기 때문에 물에 잘 녹는다. 하지만 수산기 2개의 발을 없애면, 수용성을 상당히 잃어 도파민 분자가 변하여 곧 각성제로 변한다. 따라서 각성제의 화학명은 디옥시도파민(Deoxydopamine : 디옥시는 산소원자, 즉 수산기를 탈취했다는 의미이다)이다. 그러나 메틸기가 1개 붙어 있어서 암페타민(Amphetamine)이라고 한다. 그리고 또 하나 메틸기가 붙은 메틸암페타민(Methylamphetamine : 정식명은 메탐페타민 Methamphetamine)의

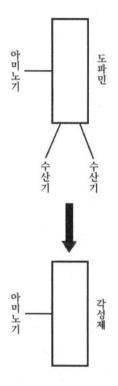

〈그림 11〉
도파민과 각성제

상품명이 유명한 필로폰이다.

각성제가 무섭다는 것은 도파민으로부터 수산기의 발이 없어진 구조를 갖기 때문이다. 그 결과 수용성이 아니고 기름에 녹는 지용성이 되고, 그 때문에 인간의 뇌에 있는 엄중한 화학적 방벽인 '혈뇌장벽'을 통하여(수산기의 발이 걸리지 않고) 뇌 속으로 들어가 직접적으로는 도파민 분자로서, 간접적으로는 도파민 분자 자신의 활동성을 높이도록 작용하기 때문이다.

각성제는 그 이름처럼 뇌를 각성하고, 다음으로 유포리아 (Euphoria, 다행감)라는 쾌감을 발생시킨다. 실은 이 쾌감이 각성제의 공포의 원인으로 쾌감(다행감)에 항상 빠지고 싶어지고, 각성제를 사용하지 않고서는 있을 수 없게 되어 각성제 중독이 된다.

각성제는 〈인공 도파민〉이다. 그것을 복용, 주사함으로써 인간의 뇌라는 정신 활동의 장소에 직접 투여하고, 만성중독이 되면 도파민 과잉으로 발생하는 조현병과 같은 증상을 일으킨다.

'혈뇌장벽'은 수용성물질을 통과시키지 않는다

인간의 뇌에 중요한 화학적 방벽인 '혈뇌장벽'을 여기에서 언급하여 보겠다. 신경세포는 전선으로 되어 컴퓨터의 부품으로서 기계화되었기 때문에, 세포 본래의 성질인 영양을 취하는 것도 증식할 수도 없게 된 특수한 세포이다. 다시 말하면 신경세포는 분화했기 때문에, 생명의 중요한 절반 정도를 잃어버린 반사반생(半死半生)의 세포라고 해도 좋을 것이다. 그래서 신경세포가 발생하였을 때, 뇌가 되는 신경관의 상피세포로부터 〈그림 12〉와 같이, 그 일부가 다른 신경세포로 혈관에서 영양

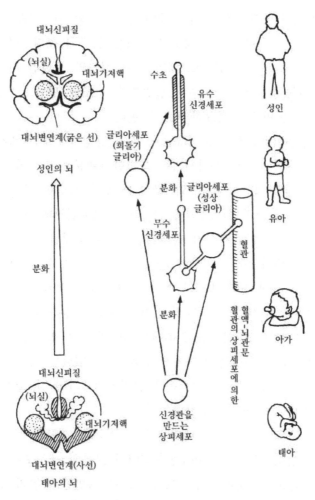

<그림 12> 인간의 뇌와 신경의 분화

을 주는 세포가 되어, 신경세포를 아내처럼 도와준다. 이 영양
세포는 뇌 안에서는 '글리아세포'(Glia, 신경세포)라고 부르고,
말초에서는 발견자 이름을 따서 '슈반세포'라고 부른다. 뇌 안

에서는 글리아세포가 돌기를 내어 신경세포와 혈관세포 사이를 연락하고, 혈관에서 신경세포에 영양을 공급해 준다. 글리아세포의 일부는 세포막만으로 되어 있어 신경의 전선인 신경섬유를 둥글둥글 말아서 우수한 절연피복 수초를 만들고, 진화된 유수신경을 만드는 중요한 역할을 한다.

'혈뇌장벽(Blood-Brain Barrier)'은 수용성물질을 통과시키지 않고, 지용성물질은 통과시키는 특별한 〈관문〉이다. 이 기능은 뇌의 모세혈관의 내피세포와 글리아세포가 담당한다고 알려져 있었으나, 최근의 실험결과에서는 뇌내 모세혈관의 내피세포가 주로 맡고 있다는 사실이 밝혀졌다. 뇌의 모세혈관과 다른 모세혈관의 내피세포는 커다란 차이가 있다. 뇌의 모세혈관은 내피세포가 얇게 뻗어서 원통형으로 확산되고 결합하여 원통을 만들지만, 그 사이의 틈새가 없어져 물질의 통과를 차단한다. 수용성물질이라면 분자량 256에서 4만의 분자까지 통과할 수 없지만, 지용성물질은 용이하게 통과할 수 있다는 사실이 확인되었다. 이 내피세포의 바깥쪽에 글리아세포의 돌기 끝이 결합되어 혈관에서 영양을 취한다.

또한 뇌의 모세혈관 내피세포의 특징은 세포의 에너지원 ATP를 합성하는 과립, 미토콘드리아가 보통의 세포보다 배 이상이나 많고, 이것이 신경세포에 필요한 특별한 물질의 수송에 효과적이다.

감정, 마음의 원천으로서 중요한 도파민 분자는 수산기를 가지고 있어서 수용성이므로, 외부로부터 이 장벽을 통과할 수 없다. 그래서 뇌는 외부의 영향으로부터 보호되고, 따라서, 정신 활동은 안정되고, 안전한 것이다. 도파민의 수용성 수산기를 제거하면 지용성의 각성제가 되어, 혈뇌장벽을 통과해서 인간의 뇌 안으로 침입하여, 마음을 미치게 만든다.

6. 표정을 만드는 A_9 A_8신경과 애정을 기르는 A_{12}신경

감정을 조절하는 대뇌기저핵

'얼굴은 정신의 문이며, 그 초상이다'라고 말한다. 로마의 철학자 키케로의 말이다. 얼굴에서 나타나는 표정은 감정과 떼려야 뗄 수 없다. 표정을 분자 수준에서 어떻게 나타낼 수 있는가는 감정이 분자 수준으로 어떻게 나타낼 수 있는가와 마찬가지 정도로밖에 알지 못하지만, 감정이 대뇌변연계라는 동물 시대부터 있었던 오래된 대뇌에 의존하는 것같이 표정도 '대뇌기저핵'이라는 동물 시대부터 있었던 오래된 대뇌에 의존한다. 게다가 중요한 것은 감정의 원천이 되는 A_{10}신경과 같이 도파민에서 활동하는 A_9신경 및 A_8신경의 신경섬유가 뇌간과 같은 중뇌에서 시작하여 도중까지 함께 위로 올라가지만 A_9, A_8신경은 모두 대뇌기저핵 쪽으로 달려 들어간다.

뇌간은 하부로부터 연수, 교, 중뇌와 좌우 2개의 뇌가 융합하여 1개의 가지 모양과 닮은 뇌지만 최상부의 시상만은 좌우로 나누어지고, 2개가 좌우로 나란한 상당히 커다란 타원체의 뇌로, 중뇌의 위에 놓여 있다. 뇌간이 마지막으로, 최상부의 시상에서 좌우로 나뉜 것은 원래 좌우가 융합해야 할 뇌가 뇌의 급격한 진화를 따라가지 못한 결과라고 생각할 수 있다. 그래서 시상 위에 발달한 대뇌는 모두 좌우로 분리되어, 인간의 좌우 대뇌신피질에 의한 이성과 감정이 생겨 마음을 만들어 내는 것이다. 그런데 시상도 대뇌도 좌우로 흩어져서는 곤란하기 때문에, 좌우를 긴밀하게 연락하는 뇌(예를 들면 대뇌의 뇌량)가 만들어져 있다. 그렇기에 좌우의 뇌가 흩어져 활동할 염려는 없다.

한편 시상은 시신경이 한쪽 끝의 눈에서 대뇌신피질의 후두엽까지 뻗어 있는 상이라는 의미이다(실제로 시신경은 시상의 좌우의 옆과 아래 방향을 따라 뻗어 있다). 시상은 좌우의 거대한 대뇌 사이에 있기 때문에, '간뇌(間腦)'라고 부르는 경우도 많다. 시상의 하부는 '시상하부'라고 부르며, 깔때기처럼 복잡한 모양이다. 이곳은 시상의 다른 부분과는 다른 종류의 원시적인 뇌이며, 마음을 다루는 곳으로 시상보다 중요한 뇌이다(그림 2).

그런데 시상이 좌우 2개의 타원체로 나뉘어 있기 때문에, 그것을 둥그렇게 감싸는 것처럼 대뇌가 좌우로 2개 나란히 발달했다. 과거의 대뇌에서 새로운 시대의 대뇌로 진화함에 따라, 안쪽에서 바깥쪽으로 발달했다. 우선, 시상의 주위를 한 바퀴 감싸는 것이 가장 오래된 대뇌기저핵이며, 이것은 소뇌 및 대뇌신피질의 운동야와 함께 운동에 관계하고, 운동의 미세조정을 하는 대뇌이다. 그 외측을 한 바퀴 감싸는 것이 동물 시대부터 존재하며, 〈동물의 대뇌〉라고 부르는 고대 대뇌변연계이며, 이것은 정신을 미세조정하는 대뇌라고 해도 좋을 것이다. 또한 가장 외측에서 다른 모든 뇌를 감싸는 것이 인간이 되어 새롭게 만들어진 〈인간의 뇌〉라고 부르는 대뇌신피질이다.

이상이 대뇌신피질까지 완성된 성인의 대뇌이다. 그러나 태아의 대뇌의 경우는 〈그림 12〉처럼 대뇌기저핵, 대뇌변연계,

대뇌신피질의 3개가 거의 같은 크기로, 나란히 구성되어 있다. 인간의 경우 성장과 더불어 대뇌신피질이 외측에 거대하게 발달하기 때문에, 대뇌변연계는 대뇌신피질의 바깥 둘레 부위에 남겨져 대뇌기저핵은 대뇌신피질의 안쪽에 시상과의 사이에 매몰되어 버린다.

대뇌기저핵은 일반적인 회백색의 뇌와는 달라, 회백색의 사이에 백색의 진화된 유수신경이 뻗어 있기 때문에 선상으로 보여, '선상체(線狀體)'라고 부른다. 이 유수신경의 부분은 전신에서 정보를 빠르게 대뇌신피질의 감각야로 전달하기 위해 모인 감각신경의 경로와 그것에 따라 대뇌신피질의 운동야에서 나와 전신을 운동시키는 운동신경의 경로이다. 대뇌기저핵은 대뇌신피질의 감각야와 운동야, 전신의 신경이 모여 있는 시상 및 운동의 미세조정 뇌인 소뇌, 3개의 교차점에 있으며 전신의 운동을 분위기 있게, 감정적으로 미묘하게 조절하는 곳이다.

구체적으로 말하자면 인간이 다른 동물과 비교하여 눈의 움직임을 중심으로 섬세하게 표정을 짓는다거나 유려하게 피아노를 치는 것처럼 손가락 끝의 미묘한 운동을 한다거나 전신으로 미묘한 태도를 나타내거나 할 수 있는 것처럼 의지적(수의적)인 운동을 원활하고 교묘하게 할 수 있는 것은 대뇌기저핵이 특히 크게 발달하여 운동을 미세조정하는 대뇌신피질 및 소뇌와 협조하여 동작하기 때문이다. 말하는 것, 쓰는 것, 예술, 키보드를 두드리는 것, 윙크를 하는 것까지 대뇌기저핵에 의존한다고 말한다.

1984년 덴마크의 코펜하겐 의과대학의 이반 디바크는 분해되지 않는 포도당(디옥시글루코오스)을 사용해 실험하여, 전두전

야와 대뇌기저핵의 긴밀한 관계를 분명히 했는데 대뇌기저핵의
약간의 장해로도 전두전야에 상당한 영향을 준다는 것을 분명
히 밝혔다. 또한 1981년의 교과서에는 '대뇌기저핵은 운동을
계획하고, 프로그램을 짜는 데 관계하는 것 같다. 더 일반적으
로 말한다면, 대뇌기저핵은 추상적인 사고를 수의적인 동작으
로 변환하는 과정에 관여하는 것 같다'고 쓰여 있다. 또한 도쿄
대학 의학부 생리학교실의 이토 마사오($伊藤正雄$) 교수는 '대뇌
기저핵은 몸의 자동안정장치이며, 대뇌가 그리 발달하지 못한
조류가 공중을 자유롭게 돌아다니는 것은 조류에게 대뇌기저핵
이 최고의 뇌이기 때문이다'라고 말했다.

도파민의 역할

인간의 운동과 행동에 극히 중요한 대뇌기저핵에 뻗어 있는
A_9신경과 A_8신경의 신경세포(세포체)는 A_{10}신경과 마찬가지로
인간의 뇌에서 사과의 속에 비유되는 뇌간의 상부 중뇌에 수
만 개 모여 A_9신경핵과 A_8신경핵을 만든다. 그 장소는 A_{10}신
경이 있는 장소[복측피개야($腹側被蓋野$)]보다 약간 등쪽의 '흑질
(Substantia Nigra)'이라는, 뇌 안에서는 보기 드물게 흑색의
색소(도파민으로 만들어지는 멜라닌 색소)로 까맣게 된 상당히 큰
뇌(새끼손가락 끝 정도)에 있다. 흑질은 도파민을 다량으로 함유
한다. A_9신경, A_8신경의 신경섬유는 중뇌를 나와서, 곧 위쪽의
시상하부로 A_{10}신경 등과 함께 내측전뇌속을 만들어 진행하여
가지만, 그곳에서는 A_{10}신경과 분리되어 모두 대뇌기저핵으로
들어간다.

A_{11}신경, A_{12}신경, A_{13}신경, A_{14}신경이라는 A_{10}신경과 마찬가

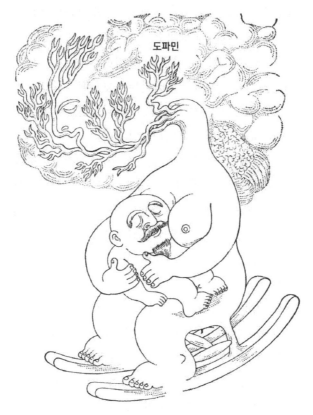

도파민

〈그림 13〉 사랑을 양육하는 도파민

지로 도파민으로 활동하는 신경의 신경핵이 뇌간의 중뇌 바로 위의 시상하부 부근에 다수 분포한다. 그러나 이 신경은 A_{10}신경과 같이 신경섬유를 널리 분포시키지 않고, 그 신경섬유를 시상하부, 시상과 그 가까이에 짧게, 밀집하여 국소적으로 연장하는 데 지나지 않는다.

이들 가운데 A_{12}신경의 신경핵은 시상하부 중심부의 활모양을 한 '궁상핵(弓狀核)'이라는 작은 뇌에 있고, 그 신경섬유를 오로지 시상하부가 지배하는 호르몬계의 뇌인 뇌하수체 전반부인 뇌하수체 전엽 쪽으로 내보내고 그 활동을 조절한다. 그리고 1974년 이후 A_{12}신경을 중심으로 분비하는 신경호르몬인 도파민이 뇌하수체 전엽에서 분비되는 호르몬 속의 프로락틴 (Prolactin, 최유호르몬)의 분비를 억제하는 호르몬(PIH : Prolactin Inhibitory Hormone)이라는 사실을 알았다.

프로락틴은 단백질 분자(아미노산 수 198, 분자량 23000)의 호르몬이다. 프로락틴은 계통발생학적으로 보면 아주 고대부터의 호르몬이며, 뇌하수체 전엽으로부터 함께 분비되는 성장호르몬과 성질, 구조 모두 매우 닮았다. 성장호르몬은 아이의 성장을 위해, 프로락틴은 어머니가 아이를 사랑으로 기르는 것처럼 직무분담한 것이다.

프로락틴의 작용은 100여 가지에 이른다고 한다. 그러나 인간과 같은 포유동물로 진화하고 나서 유선의 발육과 유즙분비를 촉진시켜, 모성애를 발생시키고 어린이를 돌보도록 하는 사랑으로 기르는 행동을 일으키는 작용을 갖게 되었다. 그렇기 때문에 프로락틴은 모성애호르몬이라고도 부른다.

여기에서 다시 A계열의 도파민으로 활동하는 신경을 비교하여 보겠다. 우선 하위의 뇌간의 중뇌(흑질)에서 출발하는 가장 하위의 A_8신경, A_9신경은 고대부터 대뇌기저핵에 작용하여 운동계를 감정적으로 조절, 지배하고 표정, 태도라는 운동계의 감정이라고 할 수 있는 것을 발생시킨다. 다음으로 중뇌(복측피개야)에서 출발하는 A_{10}신경은 고대부터 대뇌변연계로부터 인간만의 새로운 대뇌신피질의 전두전야에까지 작용하고, 오랜 인간의 감정인 정동(희로애락)에서 인간의 고급스럽고 섬세한 감정까지 발생시킨다. 그리고 상위 시상하부의 A_{12}신경은 호르몬의 뇌인 뇌하수체 전엽의 호르몬 분비, 그중에서도 프로락틴 분비를 조절, 지배하고, 사랑으로 기르는 일처럼 애정을 발생시킨다고 생각된다.

이상과 같이 A계열의 도파민으로 활동하는 각종의 신경에 따라 애육~애정에서 표정~감정까지, 마음속의 '정'을 낳으며, 여기에 도파민이라는 신경호르몬의 최대 작용의 의의가 있다고 생각된다. 또한 다른 도파민으로 활동하는 A_{11}신경, A_{13}신경, A_{14}신경은 시상하부에서 시상에 걸쳐 여기저기 국부적으로 존재하면서 분포하고, 다른 A계열의 신경의 활동, 그중에서도 가장 중요한 A_{10}신경의 활동을 음으로 양으로 돕는다고 여겨진다. 한편, 최근 연구결과에 따르면 A_{11}신경, A_{13}신경 등이 하행성으로 작용하며, 뇌간의 하부와 척수에 작용하여 자율신경계의 활동을 조절한다는 보고도 있다.

A_{15}신경은 냄새를 느끼는 취뇌라는 대뇌변연계 속의 소형 뇌에 국부적으로 존재하고, A_{16}신경이라고 해도 좋을 도파민으로 활동하는 신경이 눈으로 빛을 느끼는 망막 속에서 활동한다. 이와 같이 냄새와 빛을 느끼는 감각신경에 도파민으로 활동하는 신경이 있다는 것은 미묘한 감각, 감수를 가능하게 하다고 생각된다.

지금까지의 내용은 인간 뇌내의 〈도파민에 관한 이야기〉이며, 도파민 분자에 의해 인간 마음의 '정'이라는 것이 어떻게 생기는가를 이해할 수 있을 것이라고 생각된다. 이러한 관계의 개요를 책머리에 각각의 신경의 주행으로 나타낸다.

Ⅲ. 감정을 일으키는 원시적인 신경

* 마음을 읽기 위한 실험
* A B 2가지 계열의 신경핵군
* 꿈에서 발견한 A_6신경의 기능
* 중요한 램수면
* 진화의 정점을 나타내는 도파민 분자

1. 마음을 읽기 위한 실험

놀람과 분노의 반응

30년 전만 해도 우리들은 뇌 속의 어떠한 신경에서 어떠한 신경호르몬 분자가 활동하여 느끼거나 생각하거나 하여 마음을 만들고 있는 것인지 예측할 수 없었다. 분자생물학이 탄생한 1953년 미국 워싱턴대학의 정신의학자 알버트 악스는 기발한 실험을 생각해 냈다.

그는 신문 광고에서 최고혈압 140, 최저혈압 90 이하의 건강한 남성 22명, 여성 21명, 평균연령 29세의 남녀를 모집했다. 그리고 2시간에 3달러를 지불한다는 약속을 하고, "고혈압 환자와 건강한 사람의 차이를 검사할 테니까 1시간 정도 좋아하는 음악을 들으면서 침대에 누워 있어 달라"고 부탁했다. 피험자에게는 혈압, 맥박, 호흡의 크기, 뇌파, 심전도, 근전도, 얼굴과 손바닥의 온도, 피부의 전기저항 등을 측정하는 장치를 설치했다. 이때 새끼손가락 끝에 작은 전극 하나를 여분으로 설치했다.

장치를 시동시켜 충분히 안정된 상태에서 새끼손가락의 전극부터 약한 전류를 흘려, 전압을 서서히 올려갔다. 가벼운 통증을 호소하기 시작하면 실험자는 일부러 놀라는 표정을 짓고, 배선을 조사하듯이 흉내 내면서 몰래 숨겨놓은 버튼을 눌러 귓불에 번쩍이는 스파크를 일으켰다. 그리고 '고압전류가 흘렀다. 큰일이다'라고 외치고, 피험자를 놀라게 하여 강한 공포감을 주었다. 5분 정도 지나서 소동을 가라앉히고, 그때의 기분을 질문한다. 피험자는 이구동성으로 강한 불만을 호소하였다.

　그곳에서 실험자는 '오늘의 실패는 기계의 작동 실수였다. 그는 무능한 주제에 뽐낸다'라고 피험자의 적의를 불러일으키고, 다시 실험을 시작했다. 돌연, 낯모르는 오퍼레이터가 들어와서 음악을 끄고, 간호사에게 쨍쨍거리면서 전극의 접촉상태를 조사한다면서, 실험자를 내쫓아 버린다. 그러고 나서 피험자에게 '움직이면 곤란하다'든가, '실험에 비협조적이며 태도가 나쁘다'는 등 비아냥거리는 말만 한다. 5분 정도 지나서 오퍼레이터는 나가고, 실험자가 되돌아와서 피험자에게 정중하게 사과하고 위로한다. 피험자들은 당연히 '저런 예의범절도 모르는 녀석'이라고 분노를 터뜨린다.

　이와 같이 피험자에게 공포와 분노의 감정을 불러일으켜, 전신에 설치한 장치로 측정 결과를 조사한다. 우선 공포심으로 인해 최고혈압, 최저혈압은 함께 상승하고, 심장의 박동수와 박출량이 증가, 호흡수가 늘고, 피부와 손바닥의 전기저항이 내려가고, 근육의 긴장이 높아졌다. 이 공포의 상태는 '아드레날린(Adrenaline)'이라는 독약을 정맥주사한 때의 효과와 완전히 같았다. 한편 분노의 감정이 느껴지자 공포를 느꼈을 때의 변화에다가 최저혈압의 상승이 크고, 심장의 박동수가 일시적으로 대폭 감소되었다. 이것은 아드레날린과 아주 흡사한 '노르아드레날린(Noradrenaline)'이라는 아드레날린과 같은 정도의 독약을 주사한 경우와 똑같았다.

　여기에서 아드레날린, 노르아드레날린이라는 어려운 명칭의 독약이 나타났다. 그러나 이 독약들의 명칭에 놀랄 필요는 없다. 이들은 인간의 감정과 마음에 있어서 최고 중요한 신경호르몬인 도파민과 아주 닮은 분자이다.

72

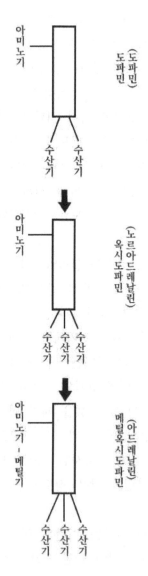

〈그림 14〉 도파민 관련 분자

그 차이는 2개의 독약은 최소 치사량이 체중 1kg당 1mg 이하의 맹독성을 갖지만 도파민 독성은 그것보다는 약하고, 독약은 아니라는 점이다. 게다가 이들 2가지의 독약은 체내에서 도파민으로부터 즉시 순차적으로 합성되는 도파민 부류이며, 각각 중요한 신경 호르몬이 된다. 그래서 이 책에서는 노르아드레날린, 아드레날린이라는 정식 학술명을 감히 사용하지 않고, 도파민 분자가 약간 변형된 것을 의미하는 화학명으로 부르기로 하겠다.

우선 노르아드레날린 분자는 도파민 분자로부터 효소에 의한 산화에 의해 곧 1공정에서 합성되어 산소 1원자가 많고, 수산기(OH)가 1개 많은 정도의 분자이다. 그래서 '옥시도파민(Oxydopamine : 옥시는 산소를 말함)'이라고 부른다. 또한 아드레날린 분자는 효소에 의해 노르아드레날린 분자에 메틸기(CH₃)가 1개만이 첨가된 분자이기 때문에 '메틸옥시도파민(Methyloxydopamine)'이라고 부르기로 하겠다. 이 책에서는 이것들을 '도파민 관련 분자'라고 부르겠지만, 그들은 〈그림 14〉와 같이 순차적으로 체내에서 1공정의 차이로 합성된다.

또한 이와 같이 순차적으로 합성되기 때문에, 이 도파민 관련 분자는 항상 섞여 분비되고, 그 비율에 따라서 감정의 미묘함, 뉘앙스가 나타나는 것이다. 미국의 생리학자 월터 B. 캐논 (W. B. Cannon)은 젊은 시절부터 이러한 분자가 인간 마음의 근원이라고 추측하여, 1933년 다음과 같은 말을 남겼다. '아드레날린(옥시도파민 물질)은 인간을 최고로 만드는 포유동물에 있어서 가장 중요한 물질이다'.

이 도파민 관련 분자는 보통 '카테콜아민(Catecholamine)'이라고 부른다. 그것은 도파민의 아민기를 제외한 부분을 카테콜이라고 부르기 때문이다. 단 카테콜아민이라고 부르면, 세로토닌(Serotonin)을 포함할 수 없기 때문에, 이 책에서는 감히 도파민 관련 분자라고 부르는 것이다. 한편 미국에서는 아드레날린이라고 하지 않고, '에피네프린(Epinephrine)'이라고 한다. 발견 경쟁으로 인해 별개로 명명되었던 까닭에 여전히 명칭이 정리되지 않았다. 이렇게 같은 분자에 다른 이름을 사용하고 있어서 혼란스럽기 때문에 여기에서는 도파민 이외의 명칭은 가능한 한 사용하지 않기로 한다.

성격을 나타내는 도파민 관련 분자

그 후 옥시도파민, 메틸옥시도파민을 형광물질로 바꾸어 미량분석 하는 기술이 발달하여, 1965년 스웨덴의 칼로린스카 연구소의 정신의학자 레너드 레비는 평균연령 26세의 20명의 건강한 직장 여성을 모아 4일 동안 4종류의 영화를 매일 1시간 반씩 시청시키고, 영화 관람 전후에 소변을 조사하여 도파민 관련 분자가 수십 ng(ng은 10억 분의 1g) 포함되어 있다는 사실을 측정하였다.

1일째는 풍경 영화로 도파민 관련 분자의 분비량은 모두가 감소하였다. 영화를 볼 때 졸렸기 때문이다. 2일째는 비극영화였는데 피험자는 분노하고 흥분하여, 소변 속의 분비량은 높았다. 3일째는 희극영화로 박장대소하며 즐거워했다. 분노나 공포가 없는데도 분비량은 비극영화와 같은 정도로 높았다. 4일째는 단편 공포 영화 2편으로, 유령 이야기와 스릴 이야기였다. 이때에는 강렬한 공포감으로, 분비량은 2~3배나 달하였다.

그리고 나서 4년 후 레비는 평균연령 24세의 여학생 53명(그중 10명은 의과대학생)과 평균연령 27세의 남자 의과대학생 50명으로 하여금, 몰수되었던 포르노 영화를 연구한다는 명목으로 시청하도록 하였다. 이 필름은 10분 정도의 단편 4편으로, 각 영화 관람 사이에 성적자극을 주지 않는 풍경 영화가 수 분간 삽입되었다. 그 결과, 남학생은 아주 흥분하여 분비량이 3배에서 5배에 달하였으나, 여학생은 2배에도 달하지 못하였다. 레비는 이 결과에서 각종의 심리시험과 소변 속 지표물 길량의 결과를 덧붙여 검토하고, 킨제이보고에 의한 '남성은 여성보다 시각에 의해 성적 자극을 더 많이 받는다'는 사실과 일치한다고 보고했다.

그 당시에는 이런 식으로 심리와 생리를 직접 연결시키는 실험이 차례로 이루어졌다. 하키나 복싱을 시킨다든지 낙하산을 타고 강하한다거나 여객기의 착륙 시에 조종사와 여객에 관한

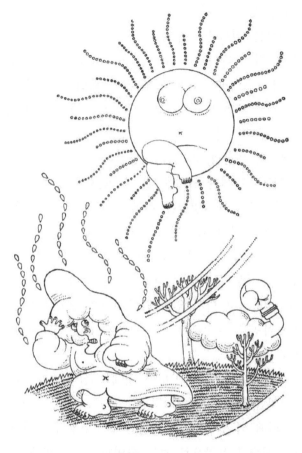

〈그림 15〉 심리와 생리를 연결하는 여러 가지 실험

비교조사 등 각종의 다양한 시도가 이루어졌다. 1957년에는 자아의식이 강한 학생은 스트레스에 의해 도파민 관련 분자를 다량으로 분비한다거나, 1958년에는 개성테스트를 통해 공격적이라고 평가를 받은 사람의 옥시도파민의 분비가 한랭스트레스에서 증가한다는 것이 실험으로 분명하게 밝혀졌다.

　또한 1971년 스웨덴 스톡홀름대학의 심리학자 폴라 파트카이는 흥미로운 실험을 하였다. 그에 의하면, 아침에 활발하고 능률적으로 일을 하는 사람(Morning Worker)은 아침에 메틸옥시도파민(아드레날린)이 소변 속에 많이 배설되며(평균적으로 아침에는 매분 2ng, 저녁에는 1ng), 저녁에 일을 즐기는 사람(Evening Worker)은 저녁에 많이 배설되고(아침 1.2ng, 저녁 2.5ng), 일반적으로 전자는 내향성, 후자는 외향성이었다고 한다. 잡지의 초록이기 때문에 자세한 사실을 알 수 없지만 스웨덴(서양)과 대만(동양) 어린이의 예의범절을 비교한 보고도 있다. 대만에서는 어린이를 귀여워하여 벌을 주는 시기가 서양보다 늦다. 그러나 예의범절 그 자체는 엄격하다. 이 예의범절 교육이 빠른 시기부터 엄격할 경우 공격형 옥시도파민이 분비되기 쉬운 기질로 형성되고, 성장하고 나서 엄하게 예의범절 교육을 받은 경우는 메틸옥시도파민을 분비하기 쉬운, 겁이 많은 성격이 형성된다고 말한다.

　이상과 같이 1950년대, 1960년대에는 심리와 생리를 연결한 흥미로운 실험이 많이 거행되었다. 그러나 1964년 조직화학적 형광법에 의해 뇌 안의 도파민 관련 분자로부터 그것이 활동하는 신경의 전모를 육안으로 보고 확연히 알 수 있게 되고 나서부터 그러한 실험은 급격히 시들어져 갔다.

2. A B 2가지 계열 신경핵군

뇌간에 존재하는 2가지의 신경핵군

동물과 같은 다세포생물은 세포분열에 의해 증식되어 가기 때문에, 필연적으로 좌우 균등하게 대칭적이다. 인간의 뇌도 완전히 같아서, 원래 좌우대칭으로 2개의 뇌가 만들어져 그것이 융합하여 한 개의 뇌가 된 것이다. 척수 및 그 상부(동물에서는 앞부분)가 비대한 뇌간은 모두가 좌우융합하여 1개가 된 것이기 때문에, 그 단면을 보면 똑같은 신경이 좌우대칭으로 분포한다. 그 때문에 뇌간의 경우 좌우의 뇌의 연결 부분에 특히 중요한 신경이 많이 분포한다[이음새라는 의미에서 봉선계(縫線系)라고 말한다].

인간의 경우 최고급인 대뇌까지 좌우가 융합하는 것은 아니다. 전술한 바와 같이, 뇌간의 최상부인 시상(간뇌)이 있는 곳에서부터 상부는 급격한 진화에 따라가지 못하기 때문에 융합할 수 없는 좌우 2개로 나누어졌으나, 그 후에 좌우로 나누어진 뇌를 연락하는 뇌(예를 들면 뇌량)를 만든다. 그래서 인간에게 좌우의 대뇌가 만들어지고, 좌측대뇌는 이성, 우측대뇌는 감정을 주로 발휘하고, 그것이 통합하여 마음으로서 창출되는 것이다. 하지만 이것이 확대해석되어 일본인은 좌측대뇌를 지나치게 사용하기 때문에, 우측대뇌를 사용하지 않으면 안 된다는 설이 유행했다.

인간 뇌의 좌우대칭성을 잘 알고, A_{10}신경과 같은 신경의 전모를 알기 위하여는 뇌간을 중심으로 세로 방향으로 나누어 보면 된다. 앞이마 단면도로, 뇌간에서 중뇌까지가 좌우융합하고

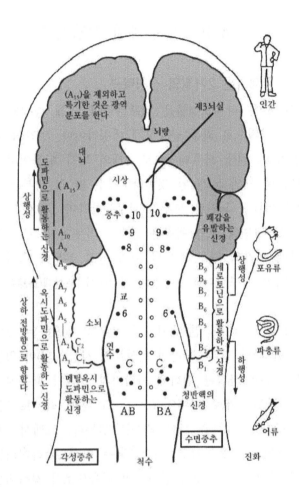

〈그림 16〉 뇌간에 존재하는 A, B계열 신경핵군

그 위의 시상으로부터는 진화를 쫓아가지 못하기 때문에 융합하지 못하고 좌우로 나뉜다는 사실을 잘 알 수 있을 것이다. 1964년의 조직화학적 형광법의 결과 〈그림 16〉에서와 같이 원시적인 무수신경의 신경세포(세포체)와 동종이지만, 수만 개씩

모인 신경핵이 뇌간의 중앙을 따라서 좌우로 각각 2열, 총 4열
로 실로 아름답고 정연하게 늘어서 있다는 사실이 밝혀졌다.

이것을 발견한 북유럽의 연구자들은 안쪽 좌우의 뇌가 융합
한 봉선 바로 옆의 2열을 'B계열', 그 바깥쪽의 좌우 2열을 'A
계열'이라고 불렀다. A계열의 신경핵은 15개, B계열의 신경핵
은 9개 발견되고, 또한 그 후 A계열 하위의 곳(연수가 있는 곳)
에 A계열과 성질이 같은 C계열 2개가 발견되었다. 그리고 발
견자들은 하위부터 번호를 매겨 A_1신경, A_2신경, A_3신경, …
A_{15}신경, B_1신경, B_2신경, B_3신경, …B_9신경이라고 부르기로 하
였다.

그중에 A_{10}신경이 신경호르몬인 도파민으로 활동하여 기분을
좋게 하고 쾌감을 일으키는 인간의 감정에서 마음의 가장 중요
한 신경이다. 그 밖에 A계열의 A_8신경에서 A_{15}신경까지 모두
도파민으로 활동하는 신경이고, 이 도파민으로 활동하는 신경
모두가 감정, 표정, 애정이라는 인간의 '정'이 발동되는 것이다.

각성호르몬과 수면호르몬

같은 A계열의 신경에서도 A_1신경에서 A_7신경까지 활동하는
신경호르몬은 도파민과 아주 닮아 있다. 그러나 그것은 수산기
가 1개 많은 옥시도파민(노르아드레날린)이다. 옥시도파민의 작
용은 인간을 각성시켜 매우 활발하게 활동하게 하며, 그것보다
약하지만 도파민 자체에도 이 작용이 있어서 결국 A계열은 전
체적으로 인간을 각성시켜 주는 각성중추이다. 옥시도파민은
화가 났을 때 최대로 분비됨과 동시에, 전신 구석구석까지 빠
뜨리지 않고 널리 분포된 말초 자율신경의 한 가지인 교감신경

으로부터 전신에 분비되어 인간을 활동적으로 만든다.

우리들은 아침에 뇌와 전신에서 옥시도파민이 분비되어 눈을 뜨고 행동을 시작하며, 옥시도파민이 분비되는 동안 하루종일 활동하고 밤에 옥시도파민의 쇠퇴에 따라 잠을 잔다. 만일 한밤중에 옥시도파민이 분비되면 꿈을 꾼다거나 불면증이 생긴다. 또한, A계열의 하위에 나란히 있는 C계열에서는 옥시도파민에 메틸기를 부가한 메틸옥시도파민(아드레날린)이 분비된다.

이 메틸옥시도파민의 활동으로 호흡, 순환, 대사 등 보다 신체적인 활동이 이루어진다. 그리고 놀라서 공포를 느꼈을 때 급격하게 분비된다. 메틸옥시도파민은 뇌보다 부신의 수질(교감신경의 일부)에서 다량으로 분비되고, 혈액 내의 포도당량(혈당량)을 급증시키는 등 긴급할 때의 작용이 주요한 역할이다.

한편, B계열은 A계열과 달라서 '세로토닌'이라는 신경호르몬을 분비하는 신경으로 구성되어 있다. 세로토닌도 도파민과 매우 닮은 분자이다. 그러나 구성요소인 아미노산이 약간 달라서, 티로신이 트립토판이 된다. 또한 세로토닌 분자는 도파민 분자보다 약간 크다. 크기가 다르기 때문에, 세로토닌은 모든 곳에서 도파민, 옥시도파민, 메틸옥시도파민과 경쟁하고, 그들의 활동을 조정하는 것처럼 활동한다.

세로토닌의 중요한 작용은 수면으로 유도하는 것이며, 옥시도파민을 중심으로 한 각성을 억제하고 조절하여 잠들게 한다. 따라서 B계열은 수면중추이며 B계열로부터 세로토닌이 분비된다면, A계열의 활동은 잠잠해지고 우리들은 잠에 빠진다.

여기에서 A계열, B계열, C계열의 신경은 모두 인간의 대뇌, 소뇌로부터 척수의 첨단까지 널리 뇌의 전 영역에 분포한 원시

적인 무수신경으로서 서술해 왔다. 그러나 실제로 약 3분의 1
은 넓게 분포되어 있지 않고, A_{11}신경~A_{15}신경과 같이 어느 장
소의 가까이 국부적으로 존재한다(따라서 그것에 관하여는 그림에
번호를 기재하지 않기로 하겠다).

A계열에서는 도파민으로 활동하는 신경이 상행성으로, 신경
섬유를 거의 위쪽의 대뇌 쪽으로 뻗도록 한다. 이것은 도파민
이 상위의 대뇌에 의한 인간의 정신 활동에 가장 관계 깊게 활
동하는 중요한 신경호르몬이라는 사실을 나타낸다.

이것에 반하여 A계열 속에도, 옥시도파민의 신경은 위쪽, 아
래쪽 모두 전역에 널리 분포하고 각성, 수면과 같은 뇌 전체의
활동성에서부터 정신 활동과 함께 신체적 활동에도 많이 관여
한다. 그리고 최하위의 메틸옥시도파민이 기능하는 C계열도 위
쪽, 아래쪽 모두 전체 뇌 영역으로 널리 분포한다. 그러나 전체
적으로 아래쪽의 신체활동에 보다 많은 영향을 미치는 것 같다.

재미있는 사실은 A계열을 미세조정하는 세로토닌이 활동하는
B계열은 위의 절반이 위쪽 방향으로 상행하고, 아래 절반이 아
래 방향으로 하강하는 식으로 나누어져 있다. 따라서 B계열은
위의 절반이 정신 활동에 강하게 영향을 미치고, 아래 절반이
신체적 활동에 강하게 영향을 미친다.

3. 꿈에서 발견한 A_6신경의 기능

미지의 대기—A_6신경

A계열의 신경 중에서도 A_1신경~A_7신경의 신경섬유는 신경호
르몬으로서 옥시도파민(노르아드레날린)을 분비하고, 우리들을 각

성시키고, 화나게 하고, 강력하게 행동하게 한다. 그중에서도
A6신경은 인간의 뇌 안에서 가장 널리 활동하는 신경이다.

인간을 포함하여 고등한 포유동물의 수면에는 2가지 종류가
있다. 그 한 가지는 일상적인 수면이며, 서파수면(徐波睡眠, Slow
Wave Sleep : 서파란 뇌파의 주파수가 매우 낮은 것)이라고 한다.
또 한 가지는 일상적인 수면(서파수면) 도중 일시적으로 뇌가
깨어 있는 것 같은 뇌파를 발생시키면서, 뇌의 일부가 각성하
고, 꿈을 꾸는 램수면(Rapid Eye Movement Sleep, 파라수면)이
다. 이 꿈을 꾸는 램수면이 어떻게 하여 발생하는가는 1967년
프랑스의 뇌생리학자 미셀 주베가 동물을 사용한 뇌의 절단실
험에 뇌 안의 신경호르몬을 형광물질로 바꾸어 검출하는 조직
화학적 형광법을 더하여 해명하였다.

그는 뇌간 속에서 교(Pons)라고 불리는 중간의 부풀어 오른
곳의 좌우 윗변에 2개가 있는, 파랗고 까만 '청반핵(青斑核)'이
라는 신경핵을 파괴하면 램수면이 발생하지 않는다는 것을 밝
혀냈다. 이 청반핵은 A6신경의 신경핵이고, 이 실험 결과에서
A6신경의 신경호르몬이 각성성의 옥시도파민이고, 그 활동이
램수면을 불러일으킨다는 사실이 밝혀졌다.

우리들이 수면을 취할 경우 뇌간의 수면중추인 B계열의 신경
이 호르몬인 세로토닌을 분비하고, 각성중추인 A계열 신경의
신경호르몬 옥시도파민과 도파민의 활동을 억제하고, 그 다음
으로 잠자게 한다. 이것이 서파수면이다. 하지만 고등한 포유동
물은 이 서파수면이 어느 정도 진행한 단계에서, A6신경이 동
작하여 각성성의 옥시도파민을 분비하고, 대뇌를 각성하고 꿈
을 꾸게 하는 램수면을 발생시킨다. 이것을 주베가 밝혀냈다.

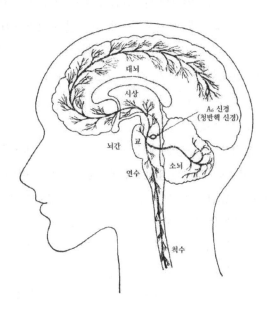

〈그림 17〉 A₆신경의 작용 모형도

그러나 최근에는 더욱 상세하고 구체적인 사실까지 알려졌다.

A₆신경은 램수면의 원인으로서 자세하게 밝혀졌으나, A₆신경
은 램수면을 발생시킬 뿐만 아니라 뇌 전체의 활동을 좌우하고
인간이 살아가는 동안에 무드를 만드는 미지의 대기(大器)라는
것이었다. 즉 A₆신경은 각성작용 이외에 학습, 진통, 배뇨, 혈
액순환, 호르몬계 지배에 대한 기능, 보온유지 등 전신에 걸쳐
실로 넓은 범위의 각종 기능을 지배하고, 인간에 있어서 중요
한 의식의 유지에도 관계한다.

A₆신경이 인간의 뇌의 모든 기능에 관여하는 것을 뒷받침하
듯이 조직화학적 형광법에 의하면, A₆신경 신경섬유는 고대 동

물시대의 뇌인 대뇌변연계에서 인간에게만 발달한 대뇌신피질로 진화하여, 전 영역에 걸쳐서 널리 분포한다(그림 17). 소뇌로 나아가도 똑같이 널리 분포하고, 또한 척수로도 척수의 말단부 구석구석까지 분포한다. 쥐의 작은 뇌로 개략적으로 계산해 보면, 길이는 전체 길이 1m 정도이고, 신경섬유 말단부는 약 50만 개로 나누어져 있다고 한다.

더구나 청반핵은 포유동물에서 특히 발달한다. 개구리와 같은 양서류는 20개 정도의 신경세포밖에 없는 데 반하여, 인간은 약 25,000개의 A_6신경의 신경세포(세포체)가 있다고 추산된다.

1971년, 신경섬유의 주행을 쫓아 정확하게 주행을 해명하는 HRP법이라는 새로운 방법이 발견되었다. HRP(Horse Radish Peroxidase)란 서양 고추냉이의 페록시다아제라는 효소의 약칭으로, 이 효소를 주입하면 신경섬유의 말단부로 흡수되어 뇌에 역행하고, 게다가 신경세포 내에서 까만 색소를 만들기 때문에 신경섬유 내에서의 주행을 파악하기 쉽다.

HRP법에 의한 측정 결과, 대뇌신피질, 대뇌변연계로 가는 A_6신경의 신경섬유는 청반핵의 중앙과 등 쪽부터, 소뇌에는 청반핵의 전 분야, 시상과 시상하부에는 중앙과 등 쪽부터, 또한 척수에는 배 쪽부터 주행하고, 모든 뇌에 분포한다는 사실을 알았다.

결국 한 개의 신경섬유가 분기하여 나뉜 것이 아니라 각각의 여러 곳에 청반핵의 각각 부위의 신경세포로부터 각각의 신경섬유를 분포시키고 있다. 이러한 사실은 A_6신경에 한한 것이 아니라 A_{10}신경을 포함해 다른 모든 A계열의 신경, B계열의 신경에도 적용할 수 있다.

오랫동안, 청반핵 신경을 연구해 온 시가대학의 마에다 교수
는 A6신경 같은 신경이 뇌의 발달을 설명한다는 사실을 분명히
하였고, '이러한 신경은 개체발생학적, 계통발생학적으로도 조
기에 발달하여 신경섬유의 거시적 형태 형성에는 그다지 영향
을 주고 있지 않지만, 회로의 형성과 나아가서는 기능적 발달
등 미세한 의미로의 뇌의 발달에는 강력하게 관계한다는 것이
올바르다고 생각한다'라고 말한다.

더욱이 1946년 미국 캘리포니아대학의 해부학자 호레이스
H. 매군(Horace H. Magoun)은 뇌간의 중뇌, 교, 연수의 중앙부
에 신경이 망과 같이 분포된 '뇌간망상체(Brainstem Formation
Recticular)'가 있고, 그 상부가 동물체 기능을 촉진하고, 그 하
부가 억제적으로 작용한다는 사실을 발견하였다. 그리고 전자
를 '망상체 부활계', 후자를 '망상체 억제계'라고 명명하고, 인
간의 의식이 망상체 부활계에 의존해 만들어진다고 주장하였
다. 그 후 조직화학적 형광법에 의해, 뇌간의 중앙부에 A계열
과 B계열의 신경핵이 구체적으로 발견되었기 때문에 필자는 A
계열의 신경, 그중에서도 A6신경이 망상체 부활계, B계열의 신
경이 망상체 억제계가 된다고 신경 수준에서 생각한다.

신경호르몬과 일반호르몬의 공통성

여기에서는 연수(Medulla)에 있는 C계열의 두 개의 신경핵에
대해 언급하기로 한다. C계열의 신경핵 신경은 옥시도파민에다
메틸기가 부가된 메틸옥시도파민(아드레날린)을 분비하고, 그것
에 의해 활동하는 신경이다. 현재 C계열 신경 활동은 아직 해
석되지 않지만, C계열 신경은 모두 전뇌로 확산된 광역분포의

무수신경이며, 게다가 인간 뇌간의 신경핵 속에서 최하위의 신경핵이기 때문에 가장 근본적으로 활동하고 주로 신체적 활동을 조절하고 있을 것이다.

하지만 메틸옥시도파민이 인체 내 어디에서 가장 많이 분비되는가 하면 뇌가 아니라 좌우의 신장 부신, 즉 성냥갑 크기에 3각 모자 모양의 호르몬 분비기관의 내부 부신수질로부터 다량으로 분비된다. 따라서 메틸옥시도파민의 정식 명칭은 부신수질호르몬이며, 그 영문명이 아드레날린, 부(아드)신(레나)인자(린)이다. 미국명이 에피네프린, 부(에피)신(네프)인자(린)이다. 실은, 이 부신수질 자체가 자율신경의 한 가지 교감신경의 일부이며, 전신에 산재한 소형의 뇌(리틀브레인)의 하나이다.

이상과 같은 이유로 메틸옥시도파민은 분명히 신경호르몬이지만, 그 대부분이 부신수질에서 분비되어 부신수질호르몬이라는 일반호르몬으로 유용한다. 동물의 진화에 따라 신경이 만들어지고 일부의 소형 분자가 신경호르몬으로 이용되었으나, 메틸옥시도파민의 경우 이 신경호르몬의 일부가 역으로 일반호르몬으로서 유용되는 것이며, 호르몬 혹은 신경호르몬이라고 해도 그 목적에 따라 정보전달용 분자로서 이용하는 점은 똑같다고 생각해도 좋을 것이다.

4. 중요한 램수면

수면 중 뇌파 변화
인간을 포함하여 대부분의 동물은 밤이 되면 잠을 잔다. 그리고 아침에 햇빛과 함께 눈을 뜨고, 하루의 활동을 한다. 단, 야행성으로 밤낮이 바뀌는 경우도 있다. 이와 같은 중요한 수면과 각성은 신경호르몬 도파민 관련 분자에 의해 활동하고 뇌간으로부터 전뇌로 넓게 분포하는 원시적인 무수신경(아민작동성 신경이라고 부른다)에 의해 조절된다.

인간의 뇌는 전선(신경섬유)화된 신경세포 수백억 개로 만들어진 컴퓨터이기 때문에 항상 미약한 전류가 흐르고 전기활동을 한다. 1929년 독일의 정신의학자 한스 베르거(Hans Berger) 교수는 뇌의 미약한 전기활동의 총합(10,000분의 1 볼트 이하)을 머리 표면(뇌외의 표피)에서 측정하여 기록하는 데 성공하였다. '뇌파'가 바로 그것이다. 뇌파는 단적으로 말하여 뇌의 활동 정도를 나타낸 것으로 인간이나, 동물이 자는지 깼는지 바로 판정할 수 있다. 또한 간질, 치매, 의식장해 등 뇌 질병도 알 수 있다.

인간이 깨어서 활동할 때는 뇌파의 변동이 빠르고, 주파수로 말하면 매초 14~34사이클의 파를 발생시킨다. 이것을 베타파라고 한다. 안정된 상태로 있으면, 이 빠른 파가 8~13사이클로 줄어든다. 이것이 알파파이다. 지금까지는 각성상태의 뇌파이다. 선잠에 빠지면 4~7사이클의 세타파가 발생하고, 깊은 숙면에서는 0.5~3.5사이클의 느슨한 델타파가 발생한다.

자장가와 같은 느슨한 리듬은 이 깊은 수면뇌파와 일치하며, 수면을 재촉한다. 반대로 급격한 외침 소리와 소음은 수면을 방해한다. 물론 밝기와 더위와 같은 불쾌한 환경도 수면을 방해한다. 이와 같이 뇌파가 점점 느슨해져 잠이 오기 때문에 통상이 수면을 '서파수면'이라고 한다.

하지만 고등한 포유동물인 인간의 경우 잠에 들어 세타파, 델타파를 발생시키는 서파수면의 상태가 약 80분 계속되면 그 후 20~30분 정도 수면 중이지만, 각성뇌파에 가까운 10~20사 이클의 뇌파를 발생한다. 이 상태에서는 신체는 잠자고 있으나 뇌는 깨어 있다. 이것은 1952년 미국 시카고대학의 N. 클레이트만 교수와 학생들이 발견했다.

이때 안구가 움직이기 때문에, '램수면'(램은 Rapid Eye Movement 의 약자)이라고 부르고, 램수면 시에는 각성뇌파가 나오기 때문에, 파라(Para, 파라는 역설이라는 의미)수면이라고 불렀다. 이 램수면에는 자율신경이 균형을 잃고, 혈압과 호흡이 난조를 보이며, 자다가 몸을 뒤척인다. 꿈은 어떤 수면에서도 꾸지만 램수면 시의 꿈은 복잡하고 불합리하여 눈을 뜨고 나서 꿈을 꾼 것을 기억할 확률이 80%로 높다.

더욱이 뇌파 속에 POG파라는 고진폭의 가시파[刺波]가 나온다. POG란 뇌간 속의 청반핵이 있는 교, 그리고 외측 슬상체(膝狀體, Lateral Geniculate Nucleus), 마지막 대뇌신피질의 후두엽(Occipital Cortex), 각각의 머리글자이다. POG파는 뇌간의 A6신경이 있는 청반핵의 알파라는 부위로부터 대뇌신피질을 통하여 발현되는 특별한 뇌파이다.

이상과 같은 램수면에 대해 서파수면은 파라수면에 대하여 오소(Ortho)수면, 램수면에 대하여 논램수면이라고 말한다. 인간의 수면은 서파수면과 램수면이 만드는 약 90분의 주기가 하룻밤에 4, 5회 반복되고, 마지막으로는 서파수면의 깊이가 줄고 램수면의 길이가 연장되어 잠에서 깨어난다. 램수면 시에 잠에서 깬다면 꿈을 느끼고, 비교적 쉽게 깨어난다.

램수면에 관한 새로운 학설

수면은 중요한 인간의 뇌를 휴식시켜 뇌의 피로를 제거한다. 뇌는 인체 내에서도 가장 활동성이 높은 기관으로 에너지 소비(대사)가 제일 많기 때문에 수면을 충분히 취하고 휴식해야 한다.

그러나 왜 인간을 포함하여 고등한 포유동물만이 램수면을 취하고 꿈을 꾸는 것일까. 그 의미는 아직 알지 못한다. 현재의 결론은 서파수면이 뇌의 수면, 램수면이 신체의 수면이라고 해석하며 램수면에 황당무계한 현실과 동떨어진 꿈을 꾼다는 것이다. 단, 정상적인 수면에서는 이와 같이 완전히 아는 것은 어렵다. 서파수면은 피로한 신체를 회복하기 위해, 램수면은 피로한 뇌를 회복하기 위한 것이라고 말할 수 있지만, 서파수면이 뇌를 회복시킨다는 설도 있어, 아직은 확정되지 않았다.

단, 인간의 경우 뇌하수체 전엽의 성장호르몬이 수면의 초기 서파수면 중에 혈액 속에 증가하기 때문에, 서파수면은 성장과 수복에 관계된다고 말할 수 있다. 이것은 '아이가 잠을 자면 성장한다'는 통념에 대한 실험적 증명이다. 그러나 성인의 경우, 그 의의는 아직 알려져 있지 않다.

1963년 이후 '수면 주스', '램수면 주스'라는 수면을 유혹하는 각종의 수면물질이 수면 조절을 한다는 사실이 속속 발견되었다. 이들 수면물질에는 5장에서 서술하는 소형단백질(펩티드)이 많지만 뇌내의 특수한 지방산, 브롬의 화합물 등 열손가락을 꼽을 정도로 다양하다. 그러나 연구는 지금부터라고 생각된다.

꿈에는 소원과 희망의 충족 등 유용한 의의가 요구되었으나, 램수면이 발견되어 그 의의가 해명되기 시작한 현재, 꿈은 인간을 포함하여 고등한 포유동물에 있는 특유의 현상으로 과거

경험의 단순한 변형상이라고 말한다.

그러나 이 꿈에 대하여 극히 대담한 가설이 1983년 제출되었다. 분자생물학의 창시자 크릭이 램수면 중의 꿈은 대뇌피질의 신경회로망에 있어서 바람직하지 않은 기억을 배제하는 것이라는 꿈의 '탈학습가설(脫學習假說)'을 영국의 과학잡지 『네이처』(304권)에 발표하였다. 그는 램수면이 없다면 인간의 고도의 발달한 대뇌피질이 생겨나지 않았을 것이라고까지 말하였지만, 그 검증은 앞으로의 연구를 기다려야 할 것이다.

5. 진화의 정점을 나타내는 도파민 분자

동물 뇌의 도파민 분포

1963년, 미국의 정신의학자 고돈 R. 사이스는 흥미 있는 가설을 발표하였다(『이론생물학잡지』, 5권). 그는 우선 인간의 마음에 있어서 가장 중요한 도파민 분자 및 도파민 관련 분자가 인체 및 동물 체내에서 어떤 분포로 존재하는가를 조사하였다(그림 18).

도파민은 고등한 포유류의 대뇌기저핵에 특별히 많다. 그러나 인간의 경우 2장에서 설명한 것처럼 대뇌신피질의 전두엽(특히 전두전야), 측두엽 및 대뇌변연계에도 다량으로 분포하고, 인간의 감정, 마음의 발생에 주역을 담당한다. 흥미롭게도 도파민은 그 밖의 대뇌신피질과 다른 뇌에는 대부분 분포하고 있지 않다. 이것은 1983년 포지트론CT에 의해 확실하게 실증되었다(책머리의 사진).

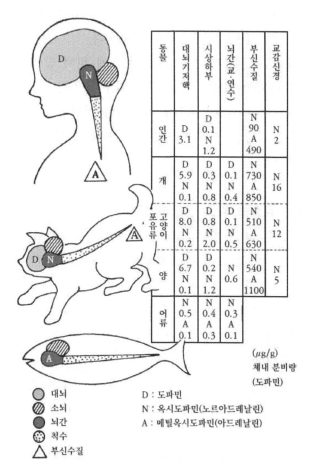

동물	대뇌기저핵	시상하부	뇌간(교·연수)	부신수질	교감신경
인간	D 3.1	D 0.1 N 1.2		N 90 A 490	N 2
개	D 5.9 N 0.1	D 0.3 N 0.8	D 0.1 N 0.4	N 730 A 850	N 16
고양이	D 8.0 N 0.2	D 0.8 N 2.0	D 0.1 N 0.5	N 510 A 630	N 12
양	D 6.7 N 0.1	D 0.2 N 1.2	N 0.6	N 540 A 1100	N 5
어류	N 0.5 A 0.1	N 0.4 A 0.3	N 0.3 A 0.1		

(포유류: 개, 고양이, 양)

(µg/g)
체내 분비량
(도파민)

○ 대뇌
◍ 소뇌
● 뇌간
◉ 척수
△ 부신수질

D : 도파민
N : 옥시도파민(노르아드레날린)
A : 메틸옥시도파민(아드레날린)

〈그림 18〉 사이스의 가설

　도파민으로부터 1공정으로 효소에 의해 합성되는 옥시도파민 (노르아드레날린)은 인간과 동물 모두 시상하부를 중심으로 뇌간 에 많이 분포하고, 대뇌에서는 모든 분야에 걸쳐서 널리 엷게 분포한다. 그리고 하등한 어류의 대뇌에는 대부분 옥시도파민

만이 존재하며, 약간의 메틸옥시도파민이 있다. 더욱이 어류의 경우 그 대뇌의 대부분은 대뇌기저핵이다.

옥시도파민으로부터 1공정으로 효소에 의해 합성되는 메틸옥시도파민(아드레날린)은 부신수질에 아주 많지만, 이것은 부신수질호르몬으로서 일반호르몬에 유용되어 분비되기 때문이다. 그리고 가장 하등한 어류의 경우에는 메틸옥시도파민이 모든 뇌에 분포한다.

동물은 효소를 잃고 진화하였다

이와 같은 분석 결과로부터 사이스는 동물의 뇌는 부신수질에서 뇌간, 대뇌, 특히 대뇌기저핵으로 진화하였다고 생각했다. 그는 그 중요한 이유로서, 동물은 진화해 감에 따라서 '효소를 하나하나 탈락시켜 갔다'고 말했다. 우선 포유류의 부신수질과 가장 하등한 어류의 뇌는 메틸옥시도파민을 주로 사용하지만, 그것을 합성하는 효소(메틸기 전이효소, Methyl Transferase)를 탈락시킨다면 1공정 전의 옥시도파민밖에 합성할 수 없고, 이것이 인간을 포함하여 포유류의 뇌간과 교감신경에서 주로 사용된다. 마지막으로, 한 가지의 효소(도파민-β-수산화효소, Dopamine-β-Hydroxylase)를 탈락시킨다면 1공정 전의 도파민밖에 합성할 수 없고, 이것이 포유류가 마지막으로 진화한 인간의 대뇌, 그중에서도 대뇌기저핵과 대뇌신피질의 일부(전두엽과 측두엽) 및 그들과 호응하는 대뇌변연계만으로 사용하게 되어 있다고 말한다.

이처럼 되는 이유로 사이스는 1949년 벨기에의 마르셀 프롤칸이 발표한 학설과 똑같다고 하면서 자신의 학설의 타당성을 주장했다. 프롤칸의 학설은 동물은 진화 때문에 효소를 하나하나 잃어간다는 학설이며, 그것으로 동물의 뇨성분 분해, 배설의 과정이 명쾌하게 설명되었다. 이것이 사이스의 가설이며, 동물이 진화해 감에 따라 효소를 하나하나 잃어간다는 설은 매우 공감 가는, 타당하고 매력 있는 생각이었다.

식물은 무엇이든 자유로이 합성할 수 있다. 동물은 햇빛의 에너지를 직접 이용할 수 없기 때문에 필요한 물질을 먹이로서 얻는다거나 스스로 효소계를 탈락시켜 합성 도중의 화합물(중간체)을 이용할 수밖에 없다. 이상과 같은 이유로 동물은 신경섬유를 진화시켜 전선으로 정보전달을 하는 신경호르몬으로서, 우선, 메틸옥시도파민을 사용하였다고 생각할 수 있다. 그 이유는 이 분자가 도파민 관련 분자 중에서 지용성으로 어디에서나 효용이 있으며, 미량으로 정보전달을 하는 데 최대의 효과가 있었기 때문일 것이다. 그러나 동물의 진화와 더불어 정보를 전달하는 작용 부위도 신경섬유의 말단부(시냅스)에 한정되어 효소를 탈락시켜 옥시도파민, 도파민으로 이용하게 된 것이다.

그리고 마지막으로 가장 진화된 인간의 뇌는 도파민이 도파민 관련 분자 속에서 절반 이상을 점하도록 최대로 사용하고, 게다가 사이스의 가설을 생각하면 A_{10}신경과 같은 도파민으로 활동하는 신경이 도파민 관련 분자로 활동하는 가운데, 인간의 대뇌에서 마음을 만드는 원천으로서 가장 중요하다는 사실을 이해할 수 있을 것이다. 또한 도파민은 합성중간체이기 때문에 뇌 이외의 인체 내에서도 여기저기에서 약간씩 사용하고, 도파민은 어떠한 경우에도 도파민 관련 분자와 섞여서 서로 협력하여 활동한다는 사실을 잊어서는 안 될 것이다.

Ⅳ. 진화한 신경 활동

1. 의식을 좌우하는 독성소형분자

흰독말풀과 유기인제의 독성

칼라발콩은 서아프리카에 있는 니제르의 칼라발 지방의 등나무와 비슷한 관목의 콩이다. 예부터 '재판의 콩'이라 부르고, 원주민들은 에젤이라 부르는 독콩이다. 원주민의 법정에서는 칼라발콩을 그대로 먹게 하거나 끓여서 마시게 하여 주로 부부간의 불륜을 바로잡는 시죄법에 사용되었다. 시죄법이란 독콩과 독액을 마시게 하여 죽으면 유죄, 살아남은 자는 무죄로 처리하는 재판 방법이다. 칼라발콩의 경우 정의로운 자는 두려워하지 않고 한꺼번에 다 마셔버리기 때문에 위가 자극을 받아 콩과 액을 토하여 구원을 받는다. 그러나 양심에 가책을 느끼는 자는 두려워하면서 조금씩 마시기 때문에 독이 서서히 흡수되어 죽어버린다.

1840년 서아프리카에 있었던 영국의 선교사이며 의사인 다니엘 박사는 칼라발콩을 런던에 보내, 1864년 콩의 독성분을 분리시켜 에제린 혹은 피조스티그민이라고 명명하였다. 극히 독성이 강한 물질이었으나 안압(眼壓)을 내리는 효과가 있어서 녹내장에 특효약이 되었으며, 여성에게 많이 발병하는 중증근무력증(重症筋無力症)에도 효과가 있었다.

칼라발콩의 독의 작용은 어떤 신경호르몬 분해 효소의 역할을 저해하는 것이었다. 이 신경호르몬은 '아세틸콜린(Acetylcholine)'이며 도파민(Dopamine)과 비슷하지만, 분해되기 매우 쉬운 신경호르몬이다. 아세틸콜린 분해효소의 작용이 방해를 받으면 아세틸콜린이 분해되지 않고, 그 신경호르몬 작용이 높아져서 근육(골격근)이 수축되고, 그 결과 안압을 내리거나 전신의 근력을 강화시킨다. 이것이 녹내장과 중증 근무력증의 특효약이 된 이유이다.

칼라발콩 독의 부작용은 심각한데, 악심, 구토, 복통, 설사, 두통, 발한, 안면창백 등 매우 위험하다. 또한 칼라발콩의 독은 언어장애를 가져오거나 강한 불안감과 공포감을 불러일으키는 특성이 있다. 이것은 칼라발콩의 독이 '혈뇌장벽(Blood-Brain Barrier)'을 통과하고 대뇌의 신경호르몬인 아세틸콜린 작용에 직접 작용하여, 인간의 의식에 있어서 자신을 자각시키는 중요한 작용에 영향을 준다는 사실을 보여준다.

가지과 식물에는 맹독성이 많다. 그중에서도 가장 독성분이 강한 것은 아트로핀(Atropine)과 스코폴라민(Scopolamine)이다. 이러한 독을 가진 식물 중에 하절기에 하얗고 아름다운 큰 꽃을 피우는 흰독말풀이 있다. 이것은 흰연꽃이라고도 하며, 이를 사용하여 일본에서는 에도시대 후기에 세계 최초로 마취를 통한 유방암의 수술에 성공하였다. 그러나 이 실험의 부작용으로 환자는 실명하였다.

아트로핀, 스코폴라민은 신경호르몬인 아세틸콜린과 분자가 매우 닮았으며, 아세틸콜린과 경쟁적으로 작용하면서 그 작용을 억제한다. 그래서 동공을 열어 눈을 크게 뜨도록 한다거나, 위장 등 내장 근육(평활근)의 이상 긴장을 이완시키고, 긴장에 의해 생겨나는 통증을 제거하며 경련진정제, 진통제로 작용한다.

흰독말풀의 독은 직접 마취약으로서 사용될 정도이기 때문에 의식과 관계가 있으며 다음과 같이 기술되어 있다.

'흰독말풀을 마신 사람은 이성을 잃고, 장시간 울거나 웃거나 잠을 자기도 한다. 말도 많아진다. 그래서 언뜻 정신이 멀쩡해 보이지만 실제로는 멀쩡한 것이 아니라 자기가 이야기하는 상대방이 누구인지도 모를 정도다. 또한 정신착란 상태가 지나간 후 무슨 일이 일어났는지를 잊어버리기도 한다.'

이것은 아트로핀, 스코폴라민이 혈뇌장벽을 통과하여 직접 인간의 대뇌에 작용하기 때문이며, 소량의 아트로핀(1.25㎎)이라도 계산 능력이 감퇴되고, 단편적인 대화밖에 할 수 없으며, 주의력이 산만해진다. 아트로핀의 가벼운 중독은 착란, 건망, 환각, 오인을 초래한다. 또한 아트로핀보다 한 단계 강한 맹독성의 스코폴라민은 심리적 저항이 강한 사람을 최면유도할 때 사용된다.

도쿄의대 치과대학의 연구그룹은 아트로핀의 합성대용약(비페리덴)을 정상적인 지원자에게 정맥주사하여 뇌파의 변화를 조사하였다. 그 상태를 다음과 같이 기술한다.

'정맥주사하고 4~5분 지나자, 여러 가지 증상이 일어났다. 예를 들면 귀찮아서 아무것도 하고 싶지 않은 기분이 된다거나, 또는 암산을 시키면 계산을 많이 틀린다. 그리고 꿈을 꾸는 듯한 느낌이라고 호소를 하는 피험자들은 22명 중 14명이었다. 그것을 델리리어스 상태(Dolirious State)라고 말한다. 우선 뇌파가 조금 낮은 폭으로 불규칙한데 그것에 세타파가 뒤섞인다. 시간이 좀 걸리지만 그보다 중요한 것은 안구운동의 변화이다. 램(REM)수면과 똑같은 급속안구운동이 일어난다. 그러나 근전도(골격근이 내는 전기발생)는 유지하지만, 램수면과는 다른 상태이다'(伊藤正男編,「腦と 意識」, 平凡社, 1985)

1934년 독일의 제약회사가 감자 살충제로, 인의 유기화합물인 유기인제를 개발하였다. 이것이 가장 강력한 살충제였기 때문에, 나치 독일의 육군성은 긴급히 자료 공개를 금지하고, 사상 최강의 맹독가스인 G가스(신경가스)를 개발하였다. 전후, 독일의 특허가 세계에 공개되고 G가스는 살충력이 가장 우수한 농약인 유기인제로 변신, 발전되었다. 파라티온(Parathion)이 유명하지만 현재는 강력한 부작용 때문에 사용이 금지되고, 대신에 독성이 약한 각종 유기인제(말라손, 스미티온 등)를 사용한다. 이 유기인제는 신경호르몬인 아세틸콜린의 분해효소의 저해제로서 신경의 정보전달을 차단하고, 그 결과 독가스와 살충제가 되었다. 이때, 인원자의 강한 독성이 더해지기 때문에 그 작용은 강력하고 불가역적인 성질을 나타낸다. 아주 약간이지만 의식장애, 정신착란을 일으키는 등 인간 의식에 작용한다.

이상과 같이 천연물에서 인공 화합물까지 맹독성으로서 알려진 물질은 신경호르몬 아세틸콜린의 작용을 좌우하며, 독성을 발휘한다.

의식은 대뇌에서 생겨난다

자신이 무엇을 하는지, 현재 자신의 상태가 어떤지 등 스스로 마음을 알 수 있는 상태를 일반적으로 '의식'이라고 한다. 이와 같이 의식은 인간이 인간이라는 사실을 자각하기 때문에 본질적으로 중요한 개념이라고 할 수 있다.

그만큼 의식을 정의하기는 어렵기 때문에 크게 2가지 입장으로 나누어 볼 수 있다. 그 한 가지는 주관적인 체험으로서 얻어지는 의식으로, 개인적이며 언어와 깊은 관계가 있다. 본래, 의식이라는 말은 이 주관적 체험에서 출발했으며 심리학, 정신의학으로 취급되는 '의식'은 이러한 생각에 입각한다. 자아의식 등과 같이 의식은 어원적으로도 '자기를 안다'라는 것이며, '의식은 신, 세계, 인간의 혼, 기타, 모든 것에 관한 이성적 사고'라고 불리는 등 철학적 개념으로 사용한다.

한편, 의식은 객관적으로 관찰할 수 있으며, 인간 행동을 일정한 수준으로 인식할 수 있다는 입장을 가진다. 그리고 생리학으로부터 출발한 신경학과 뇌생리학에서 취급하는 '의식'이 있다. 여기에서는 주관적 체험을 문제시하지 않고, 자극에 대한 행동에서 의식의 정도를 분류하여 정의한다. 이와 같은 입장에서 의식은 동물도 있고, 언어의 중요성도 없어지는 의미를 가진다. 미국의 심리학자 왓슨(J. B. Watson)의 행동주의 심리학과 러시아의 생리학자 파블로프(I. P. Pavlov)의 조건반사학은 이와 같은 입장을 견지하고 있다.

그 후 램수면의 발견, 좌우 뇌 분리의 연구 등과 함께 신경생리학의 실증적 연구가 발전되었고, 의식도 신경 수준, 신경호르몬의 분자 수준으로 논할 수 있게 되었다. 이 책은 뇌와 마음을 분자 수준으로 논하려 하기 때문에 의식을 객관적으로 관찰할 수 있다는 신경학과 뇌생리학의 입장을 취하며, 분자 수준에서 구체적이고 실증적으로 설명하겠다.

의식 수준이 각성, 수면과 표리의 현상이라는 사실은 옛날부터 생각하였던 것이지만, 이것을 실증한 사람은 1949년 미국의 뇌생리학자 W. 매군이다. 그는 동물 뇌 파괴실험 등으로부터 뇌간망상체, 그중에서도 뇌간망상체 부활계에 의해 인간의 대뇌가 각성하고, 의식이 유지된다는 '뇌간망상체 부활설'을 제시하였다. 그리고 1964년 조직 화학적 형광법에 의해 뇌간망

상체 부활계는 A계열의 신경이고, 그중에서도 최대의 A_6신경이
라는 사실을 알게 되었다.

이 뇌간 신경은 원시적인 무수신경이기 때문에 인간의 대뇌
를 각성하고 의식을 불러일으키는 것은 가능하지만, 의식 자체
는 인간의 대뇌 스스로 만드는 것이다. 그리고 의식이란 이처
럼 인간의 뇌가 스스로 자각하는 것이기 때문에, 그것을 행하
는 곳은 말할 것도 없이 인간에게만 진화-발달한 대뇌신피질,
그중에서도 전두엽의 전두전야이다.

또한 이 의식을 만드는 주체를 신경 수준에서 고려해 보면
대뇌신피질의 전두전야를 구축하는 진화된 유수신경이고, 실제
로는 약 100억 개의 유수신경으로 구축된 거대한 대뇌의 컴퓨
터이다. 의식은 이렇게 가장 우수한 유수신경군의 컴퓨터가 스
스로 자각하고 활동하는 것이며, 이런 자각을 정상적으로 행하
는 곳이 A_6신경을 중심으로 한 뇌간에서의 원시적인 무수신경
군이다. 그리고 이 진화된 유수신경군과 원시적인 무수신경군
의 긴밀한 협조에 의해 비로소 의식을 발생시키고, 인간의 뇌,
그중에서도 전두전야가 정상적으로 활동하고, 인간의 정상적인
마음을 창출하는 것이다.

이것에 대한 다음과 같은 말이 있다. '대뇌피질(주로 유수신경
군으로 구축된다)이 그 구동에 해당하는 망상체(A_6신경을 중심으로
한 무수신경군)가 결여된다면, 대형컴퓨터가 전원을 잃어버린 것
과 다를 바 없다.'

1970년 미국 캘리포니아 공과대학 심리학자이자 신경생리학
자인 로저 W. 스페리(Roger W. Sperry)는 대뇌의 좌우 양반구
를 연결하는 뇌량이 간질 치료 등을 이유로 절단된 환자를 관

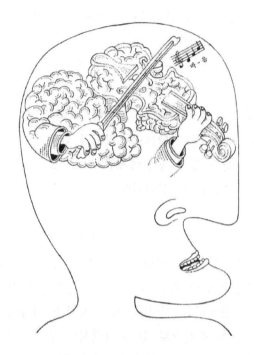

〈그림 19〉 이성을 낳는 좌뇌와 감정을 만드는 우뇌로 마음이 만들어진다

찰하면서, 인간에게 있어서 좌우 대뇌의 상위점을 해명하였다. 그는 좌측대뇌는 이성을, 우측대뇌는 감정을 창출하고, 이 이성과 감정으로 인간의 마음이 생겨난다는 사실을 분명히 밝힌 결과, 1981년 노벨상을 수상하였다.

스페리가 분할된 뇌 환자를 관찰한 바에 의하면 좌측대뇌는 분명히 자신에 관하여 자신이 경험하는 언어로 보고를 할 수 있었는데, 어느 관점에서 보아도 의식이 있어서, 이것은 자기의식이라고 해도 좋을 것이다. 반면에 우측대뇌는 자기의 경험을 언어로 만들 수 없기 때문에 의식의 유무를 간단하게 판정할 수 없다.

이 사실에 관하여, 오스트레일리아의 노벨상 수상자인 생리학자 존 C. 에클즈(John C. Eceles)는 언어화할 수 있다는 점에서 좌측대뇌에 자기의식이 있다는 입장을 갖고 인간에게만 특별한 이원론의 입장을 취하였다. 하지만 스페리는 의식은 모든 신경 활동의 총합으로서 나타나고, 의식은 좌우대뇌에 있고, 동물의 뇌에도 있다는 일원론의 입장을 취한다. 필자는 의식 속의 마음을 분자 수준으로 해석하려고 하기 때문에 의식은 뇌간을 포함하여 전뇌로부터 양성된다고 생각하며, 필연적으로 후자인 일원론 입장을 취하지 않을 수 없다.

2. 아세틸콜린이라는 분해성의 신경호르몬

도파민과 아주 닮은 분자

독성이 강한 물질은 모두가 아세틸콜린이라는 신경호르몬 작용을 좌우하며, 독성을 발휘하고, 게다가 인간을 인간답게 하는 의식을 미량으로 용이하게 변화시켜 최면유도에도 사용할 수 있는 성질을 갖는다. 이 아세틸콜린 분자는 감정을 발생시키는 도파민 분자와 매우 흡사한 분자로서 분해되기 아주 쉽다는 점만이 다르다. 한마디로 말하여 분해성이 있는 도파민의 유사분자라고 말해도 좋을 것이다. 따라서 아세틸콜린 분자는 도파민 분자와 성질뿐 아니라 작용도 닮은 분자로 도파민 분자, 도파민 관련 분자와 협력하고 인간의 뇌 활동, 그리고 마음을 창출하는 데 가장 핵심적으로 활동하는 아주 중요한 분자이다. 그

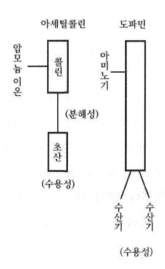

〈그림 20〉 도파민과 아세틸콜린

리고 1985년에는 노인성치매(알츠하이머병)가 아세틸콜린이 부족한 데서 온다는 사실이 정확하게 실증되었다.

아세틸콜린 분자와 도파민 분자를 모식적으로 나타내면 〈그림 20〉과 같이 나타낼 수 있다. 아세틸콜린은 화학명이고, 그 이름처럼 아세틸(Acetyl)+콜린(Choline)을 의미한다. 아세틸이란 산이 결합한 것이다. 따라서 아세틸콜린은 콜린이라는 분자에 물에 용해되기 쉬운 산 분자가 결합한 분자이며, 이 사이의 결합(에스테르 결합, Ester Bond)은 물에 분해(가수분해)되기 쉽다. 아세틸콜린이 분해성이고, 게다가 수용성인 것은 그 때문이며 혈뇌장벽을 통과하지 않고 외부로부터 뇌로 들어갈 수 없다. 한편, 콜린의 부분은 도파민 분자의 아미노기 부분과 똑같은 성질을 갖는다. 이 콜린은 인간과 같은 고등 동물의 체내에서

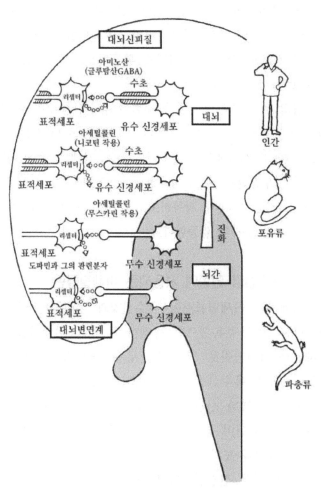

〈그림 21〉 인간 뇌의 신경과 신경호르몬

는 합성할 수 없고, 필요량은 미량이기는 하지만 식물로부터
비타민으로 취하는 방법밖에 없다.

이와 같이 아세틸콜린과 도파민은 아주 닮은 분자이며 똑같
은 신경호르몬으로서 작용하지만, 아세틸콜린 분자와 도파민
분자가 실제로 신경에서 어떻게 활동하는가를 그림으로 나타내
면 〈그림 21〉과 같다.

그림의 위 절반부의 2개가 진화된 유수신경이고, 아래 절반부
의 2개가 원시적인 무수신경이다. 신경호르몬으로서는 아세 틸콜
린은 양쪽의 신경에서 작용한다. 유수신경에는 주로 아미노산의
일종인 글루탐산(Glutamic Acid)과 그 분해산물인 GABA(Gamma
Aminobutylic Acid)가 활동하고, 무수신경에서는 주로 도파민과
도파민 관련 분자가 활동한다.

무수-유수신경 양쪽에 사용되는 아세틸콜린

여기에서는 아세틸콜린이 유수신경과 무수신경 양쪽에서 사
용한다는 점을 주목했으면 좋겠다. 이것은 아세틸콜린은 원래
도파민과 마찬가지로 원시적인 무수신경으로 사용했으나 척추
동물이 되어 유수신경으로 진화되면서, 그쪽에도 유용하도록
적응이 된 특별한 신경호르몬이라는 사실을 시사하고 있다. 그
것은 아세틸콜린이 분해성이기 때문에 가능해진 것이다.

아세틸콜린과 도파민에는 독성이 있기 때문에 신경세포가 만
든 전선과 같은 신경섬유의 말단부(시냅스)의 분비과립 속에 수
천 개의 분자가 안전하게 저장되어 있다. 그리고 신경섬유를
따라 흘러온 신경전류의 자극에 의해 과립이 분할되어, 신경호
르몬은 말단부에서 신경호르몬의 정보를 받는 표적신경세포 사

이의 약간의 틈새(약 100㎚)로 방출된다. 이것이 신경호르몬의 분비이다.

지금까지 이 분비과립이 신경호르몬 분비의 주역이라고 말하고 있었으나 1985년의 새로운 연구에서는 분비과립은 단순한 신경호르몬의 저장소로서, 신경호르몬 분비의 주 작용은 신경섬유의 말단부 세포막에서 이루어진다는 실험 결과가 나왔다.

분비된 신경호르몬은 표적신경세포〔세포체, 수상돌기, 또한 수상돌기에서 나와 있는 스파인(Spine)이라는 가시〕의 표면세포막에 있는 리셉터(수용체, Receptor)에 결합하고, 신경전류로 전달되어온 정보를 전달한다. 그 후 도파민과 도파민 관련 분자의 경우는 분자가 분해되지 않기 때문에 60~70%는 원래의 분비과립으로 되돌아와 버리고 재사용할 수 있다. 이것을 '재흡수'라고 하며, 귀중한 신경호르몬을 몇 번이고 사용할 수 있는 유리한 방법이다.

그만큼 정보전달의 확실성은 미약해지고, 정확하지 않다. 그래도 이것이 도파민과 도파민 관련 분자 활동의 특징이 되며, 나중에 설명할 아날로그라는 성질이 되고, 분위기를 만드는 감정의 원천이 된다.

또한, 도파민이 활동하는 원시적인 무수신경의 경우 신경섬유의 말단부의 분비과립을 포함한 부풀어오름(버튼 혹은 노브)이 실제로는 주판알처럼 연결되어 '바리코시티(Varicosity)'라고 하는데, 바리코시티의 경우 개개의 버튼이 표적세포에 정확히 결합되어 있는 것이 아니라 헐렁하게 결합되어 있는 만큼 분비된 신경호르몬은 일반호르몬과 같이 총체적, 전체적으로 작용하고, 그만큼 정보 전달이 미약해진다. 이것도 아날로그적 작용이다.

반면에 아세틸콜린의 경우도 분비과립에서 분비되어 표적신경세포의 리셉터에 결합하고, 정보를 전달하는 점에서는 변함이 없다. 그러나 이 경우는 아세틸콜린 분자가 분해성이기 때문에 리셉터의 바로 옆에 있는 아세틸콜린 분해효소(콜린에스테라아제, Cholinesterase)에 의해 곧 분해되어, 아세틸콜린의 작용 능력을 잃어버린다. 분해된 콜린의 부분만이 원래의 신경섬유의 말단부로 돌아와 다시 아세틸콜린으로 합성되어 분비과립에 저장된다. 또한 아세틸콜린의 경우 신경섬유의 말단부의 부풀어 오른 버튼은 1개이고, 표적세포의 표면세포막에 정확히 결합해서, 정확하게 정보를 전달할 수 있다.

여기서 중요한 사실은 아세틸콜린의 경우, 아세틸콜린이 리셉터에 결합하면 거의 동시에 바로 옆에 있는 아세틸콜린 분해효소에 의해 분해되고, 차례로 다음에 오는 신경전류의 정보를 거의 그대로 정확하게 전달할 수 있다는 점이다. 결국 디지털형의 신경전류 정보를 그대로 전달할 수 있다.

그런데 아세틸콜린의 경우 유수신경과 무수신경에서 신경호르몬으로서 사용될 수 있는 것은 분해성과 더불어 그 정보를 받는 리셉터 차이에 의해서이다. 유수신경의 경우 담배의 독성분인 니코틴(Nicotine)이 아세틸콜린과 마찬가지로 리셉터에 작용한다는 점에서 아세틸콜린의 '니코틴 작용'이라고 하며, 그 리셉터를 '니코틴 아세틸콜린 리셉터(Nicotinic Acetylcholine Receptor)'라고 말한다. 이에 반하여 무수신경의 경우는 버섯의 독성분인 무스카린(Muscarine)이 아세틸콜린과 마찬가지로 리셉터에 작용한다는 점에서 아세틸콜린의 '무스카린 작용'이라고 부르고, 그 리셉터를 '무스카린 아세틸콜린 리셉터(Muscarinic

Acetylcholine Receptor)라고 말한다.

리셉터는 모두 단백질 분자로 구성되어 있고, 복잡하여 그 작용도 미묘하게 다르다. 현재 리셉터는 차례로 발견되나 단백질의 특성으로서 유사한 점이 많다. 리셉터는 7장에서 상세하게 서술하기로 한다. 여기에서는 신경호르몬 중에서 아세틸콜린 분자만이 리셉터의 차이에 의해 진화된 유수신경도, 원시적인 무수신경도 분리하여 사용할 수 있는 편리한 신경호르몬이며, 이 편리함이 아세틸콜린의 최대의 특징이라는 점만 언급한다.

이와 같이 아세틸콜린의 작용이 그 리셉터에 의해 확연히 나누어져 있다는 것은 말초 자율신경 연구에서도 알려진 사실이지만, 뇌 안에서는 아직 그 정도로 확실한 실험 결과가 나와 있지 않다. 그래도 뇌는 말초신경이 모여 만들어진 것이며, 뇌 안에서도 아세틸콜린의 니코틴 작용과 무스카린 작용이 측정되어 있는 상태이다. 그것이 각각 유수신경과 무수신경의 역할로 추정된다.

3. 조미료 글루탐산은 머리를 좋게 하는가

아미노산과 그 계통의 신경호르몬

아미노산의 일종인 글루탐산은 지미(旨味)성분이고, 그 나트륨염인 글루탐산소다는 화학조미료로서 가정에서 쓰이며, 우리들에게는 아주 친숙한 것이다. 이 글루탐산은 1945년경부터 뇌의 흥분성 신경호르몬으로 추측된 후, 얼마 있다가 글루탐산을 마시면 머리가 좋아진다는 기묘한 학설이 유행했다. 그러나 수용성의 글루탐산은 혈뇌장벽 때문에 직접 뇌의 신경에 작용할 수 없다. 글루탐산의 유사체로 지용성이 된 카이닌산(Kainic Acid)이 이 관문을 통하여 직접 대뇌의 신경에 도달하여 흥분시킬 수가 있어서, 뇌를 흥분시키는 독소(엑사이트-독신)라고 불린다. 카이닌산은 회충의 구충약으로서 끓여서 사용할 수 있는 해인초(마크리)의 성분이다.

카이닌산의 작용을 동물실험에서 관찰해 보면 다음과 같다. 쥐의 피하에 카이닌산을 주사하면 경련이 일어난다. 돼지에 기생하는 회충과 지렁이의 신경에 작용시키면 경련 후 마비를 일으킨다. 강아지에게 마시게 하면 구충 효과는 있으나, 피하주사는 구토와 경련을 일으킨다. 쥐의 대뇌기저핵에 주입하면 안면과 수족이 갑자기 춤추는 듯 움직이는 무도병 같은 행위를 몸의 절반 정도에 일으키고, 기억, 학습을 관리하고 지배하는 대뇌변연계의 해마에 주입하면 간질 발작을 일으키기도 한다.

1954년 당시에 게이오대학 의학부 생리학교실의 하야시 다카시(林髞) 교수는 전쟁 중에 실시한 연구를 요약하여, 개와 고양이의 대뇌피질에 소량의 글루탐산의 용액을 주사하자 간질과 같은 경련을 일으켰다고 발표했다. 그러나 당시에는 글루탐산이 뇌의 신경호르몬이 된다고는 생각도 하지 않았던 것 같다. 그리고 나서 곧바로 하야시 교수는 글루탐산에서 첫 번째 공정에서 만들어지는 GABA라는 물질이 뇌에 작용하며, 글루탐산과는 반대로 뇌에 억제작용을 준다는 사실을 발표했다. 그 연구가 계기가 되어서 그 후 10년 동안 글루탐산, GABA라는 간단한 아미노산과 그 분해산물이 인간의 대뇌에서 아주 중요한 역할을 한다는 사실을 알았다.

글루탐산과 GABA의 기본적인 구조는
〈그림 22〉와 같고, 이 신경호르몬 분자는
도파민 분자와 닮아 있고, 도파민과 비교
해 보면 분자의 동체가 가늘다(이는 벤젠
고리를 포함하지 않기 때문이다).

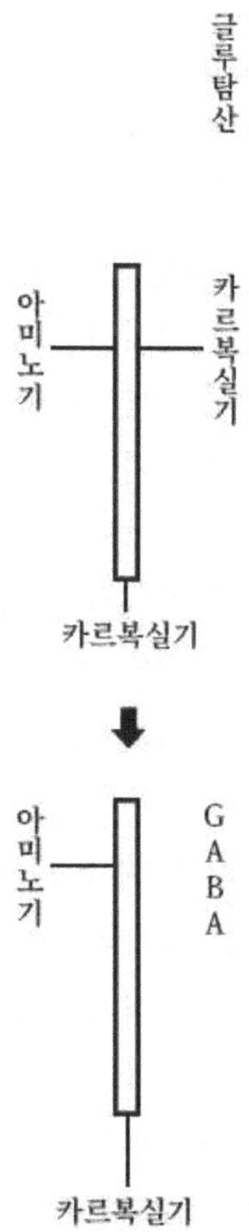

그림에서도 알 수 있듯이 아미노산의
하나인 글루탐산의 한 손인 카르복실기
(COOH)가 효소에 의해 절취되면 GABA
가 된다. 글루탐산은 말단부에 카르복실
기를 하나 가지고, 산성을 나타내며,
GABA는 아민이지만 '변형 아미노산'이
되어, 아미노산의 동류가 된다.

인간의 뇌는 상위의 뇌일수록 글루탐산
농도가 높아 대뇌피질이 최고이며, 다른
동물 뇌보다 거의 2배의 양에 달한다. 그
리고 뇌내 글루탐산의 양은 뇌의 전체 유
리아미노산 양의 약 30%를 점한다고 한
다. 그러나 그중에서도 어느 정도의 글루
탐산이 신경호르몬으로서 사용하는가는
알려져 있지 않다. 이와 같은 다량의 뇌
내 글루탐산의 양에 따라서, 즉시 만들어
지는 GABA의 양도 많다. 인간의 뇌 안
의 신경호르몬 20~40%는 GABA이다.

〈그림 22〉
글루탐산과 GABA

뇌 안의 글루탐산의 농도와 에너지원인 포도당의 대사(소비)
의 양이 비례하며 상관관계에 있다는 사실이 밝혀졌다. 한편,

기억과 학습의 중심뇌인 대뇌변연계의 해마(Hippocampus) 연구가 진행되고, 엑사이트-독신을 사용하여 글루탐산이 신경호르몬으로서 기억, 학습에 중요한 역할을 한다는 사실도 알게 되었다.

글루탐산, GABA의 뇌내 함유량이 많은 반면 도파민, 도파민 관련 분자와 같은 신경호르몬의 인간의 뇌내 함유량은 의외로 적다. 인간의 마음에 아주 중요한 역할을 하는 도파민이라도, 그 농도가 가장 높은 대뇌기저핵에서 신경호르몬의 약 15%이고, 그 이외의 곳에서는 전두엽과 측두엽을 제외하고 도파민은 거의 존재하지 않는다. 또한 대뇌신피질 전 지역에서 가장 중요한 활동을 한다고 생각되는 아세틸콜린의 농도도 신경호르몬의 약 10%에 지나지 않는다.

뇌 안에 많은 아미노산 관련 분자

인간의 마음이 어떤 신경에 의해 어떤 신경호르몬을 사용하여 만들어지는지 정리해 보자. 단, 이러한 생각에는 장점과 단점이 있다. 장점은 인간의 뇌와 뇌에 의한 마음의 창출을 전체적으로 파악할 수 있다는 점이고, 단점으로서는 사실을 지나치게 단순화하여 정리한 나머지, 현실을 간과할 우려가 있다는 것이다.

우선 인간의 뇌를 세포 수준에서 생각한다면, 앞서 밝힌 바와 같이 불과 4가지 종류의 세포로 구성된다. 그것은 진화된 유수신경, 원시적인 무수신경, 호르몬 분비세포와 신경세포를 기르는 글리아(Glia) 세포로 구성된다. 이 세포들 중에 인간의 뇌에서 가장 숫자가 많고, 가장 활동적인 것은 진화된 유수신경이다. 그것은 마음을 만드는 인간의 대뇌신피질, 그중에서도 전두전야에서 주로 활동한다. 이 유수신경으로 주로 활동하는 신경호르몬은 그 양이 많은 것부터 말하면 아미노산의 글루탐산, 다음으로 글루탐산을 분해한 변형 아미노산인 GABA이다.

더욱이 아미노산으로서는 글루탐산과 꼭 닮은 아스파라긴산(Asparagine Acid)이 소량으로 글루탐산과 똑같은 작용을 한다. 글루탐산은 뇌 전체에 걸쳐서 가장 다량으로 분포하지만, 그 분해산물이고 변형 아미노산인 GABA는 시상, 중뇌 부근에 다른 뇌보다 2배 이상 분포한다. 아직 알려져 있지는 않지만 가장 간단한 화학구조 아미노산인 글리신(Glycine)이 연수(뇌간), 척수라는 하위의 뇌에 다량으로 분포하고, 타우린(Taurine)이라는 GABA와 닮은 변형 아미노산이 인간의 거대한 대뇌, 소뇌에서 주역인 신경호르몬으로서 활동한다는 사실은 매우 중요하다.

한편, 무수신경의 세포수는 유수신경의 세포수의 불과 몇 %에 지나지 않지만 전뇌에 걸쳐 널리 분포하고, 그 신경섬유의 말단부는 수십만 개로 갈라지며, 말단부 수로 말한다면 유수신경과 필적할 만하다. 신경호르몬으로서 도파민과 도파민 관련 분자가 주로 구성되어 있지만, 이들 신경호르몬의 양은 극히 적다. 도파민과 구조, 성질은 매우 닮아 있으나 분해성이 높은 특질을 갖는 신경호르몬인 아세틸콜린은 무수신경과 유수신경 양쪽에서 사용된다.

이상과 같은 사실과 관련하여 1984년 일본 내분비학회에서 오카야마대학 의학부 뇌대사 연구시설의 오가와 토시오(小川知雄) 교수는 아주 흥미로운 발표를 하였다. 오가와 교수에 의하면, 인간의 뇌에서 신경호르몬 분자의 활동 수 비교는 다음과 같이 개략적으로 어림할 수 있다.

* 아미노산 관련 분자(글루탐산, GABA 등 주로 유수신경에서 활동하는 신경호르몬 분자) 10만 분자

* 아민 관련 분자(도파민, 도파민 관련 분자, 주로 무수신경에서 활동하는 신경호르몬 분자) 1,000분자

* 기타(소형단백질 펩티드의 호르몬 등) 1분자

이와 같이 신경호르몬 분자와 호르몬 분자의 활동 수에 커다란 차이가 있다는 것은 인간의 뇌 활동에서 마음을 만드는 데 있어서 결정적으로 중요한 사실이다. 필자는 인간의 마음을 구성하는 성분인 지, 정, 의, 다시 말하여 지능, 감정, 의욕 가운데 지능은 유수신경의 아미노산 관련 분자에 의해, 감정은 무수신경의 도파민 관련 분자에 의해, 의욕은 호르몬 분비세포의 여러 가지의 소형단백질 호르몬 분자에 의해 양성된다고 생각하고, 이것은 동물도 마찬가지라고 생각한다. 단, 다른 동물은 대뇌신피질이 작고, 유수신경 수와 활동이 적을 뿐이다.

이상의 신경호르몬의 활동은 모두 신경호르몬 정보를 받는 표적세포의 표면에 있는 리셉터의 성질에 의해 좌우된다. 예를 들면, 신경호르몬인 아세틸콜린의 작용에 관하여는 니코틴 아세틸콜린 리셉터와 무스카린 아세틸콜린 리셉터 2가지 종류가 있다.

4. 신경의 피복은 교육의 근본

유수신경이야말로 마음의 직접적인 원인

인간은 동물 가운데 가장 진화된 동물이고, 마음이라는 정보는 동물 진화의 최종적 산물이며, 최고급 산물이다. 이 마음을 만들기 위하여 동물은 척추동물로 진화하면서 신경의 전선인 신경섬유에 '수초'라는 특별하고 우수한 절연피복을 만들고, 진화된 유수신경이 되어 신경의 전류효율을 약 100배나 올렸다.

이때 신경이 수초를 만드는 '수초화' 과정은 '분화는 진화를 쫓아간다'는 철칙을 따라서 분화 중에서 가장 늦게 이루어졌는데, 특히 인간의 경우는 대뇌신피질이 가장 나중에 거대하게 발달하기 때문에, 그것에 따라서 대뇌신피질의 수초화는 태어난 후부터 이루어진다. 게다가 아직 불확실하지만 대뇌신피질 중에서도 최후에 진화되어 마음을 직접 만드는 전두엽의 전두전야의 수초화만은 성인이 되고 중년이 되어도 계속된다는 데이터가 있다.

인간의 교육은 이 대뇌신피질의 수초화가 이루어짐에 따라서 이루어지고, 위의 데이터에 의해 평생 가능하다고 할 수 있다. 따라서 수초화, 즉 유수신경을 만든다는 것은 인간의 마음을 만드는 직접적인 원인이라고 생각된다.

인간의 뇌는 수초화되어 진화된 유수신경이 가능함으로써 비로소 완성된다. 그것의 성장 순서는 〈그림 23〉과 같다.

중년 이후도 수초화는 계속된다

우선 대뇌 이외의 뇌신경의 수초화는 생후 1세에 완료된다.

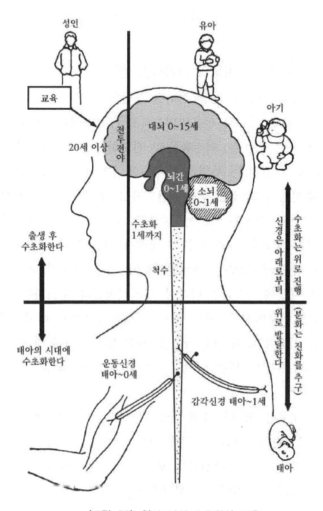

대뇌 0~15세

교육

성인

유아

아기

20세 이상

전두전야

뇌간
0~1세

소뇌
0~1세

출생 후
수초화한다

수초화
1세까지

척수

태아의 시대에
수초화한다

운동신경
태아~0세

감각신경 태아~1세

신경은 아래로부터 위로 발달한다

수초화는 위로 진행

(분화는 진화를 추구)

태아

〈그림 23〉 인간 뇌의 수초화와 교육

대뇌는 6~7세에 대부분 만들어지고, 15~16세에 수초화가 거의
완료된다. 이와 같이 인간의 뇌가 완성됨에 따라서 세계 각국에
서 초등학교, 중학교, 고등학교의 교육이 이루어진다. 그리고

대뇌신피질 중에서도 전두엽 전두전야의 수초화는 20세에 거의 완성되고, 30세 이상의 중년이 되어도 수초화가 계속된다.

이것에 대응하여 시상의 일부는 8~9세에 수초화가 완성되고, 뇌간 중에서도 대뇌의 성장을 도와 대뇌 활동의 원동력이 되는 뇌간망상체의 수초화는 15~16세까지 걸린다. 뇌간부위에서도 대뇌, 그중에서도 전두전야와 관계가 깊은 곳의 수초화는 늦어진다. 또한 뇌간망상체는 A_{10}신경과 같은 도파민과 도파민 관련 분자로 활동하는 무수신경과 그것을 지배하는 유수신경이 다수 망상으로 존재한다.

한편, 말초 운동신경의 수초화는 빠른 편으로, 태아일 때 완성되고, 감각신경의 수초화는 태아에서 1세까지, 소뇌, 뇌간의 수초화는 0세부터 1세까지 완료된다. 태아도 운동, 감각은 필요하고, 더욱이 대뇌가 발달하기 이전의 신생아도 인간으로서의 생명 유지와 운동, 감각은 필요하기 때문이다.

인간의 뇌 발달 과정에서 수초화만을 생각한다면 출생 직전과 생후 1년이 수초가 급증하는 기간이다. 수초는 글리아 세포막에서 만들어지고 세포막은 지질로 만들어져 있기 때문에, 이 시기에 지질의 기본이 되는 영양이 특히 중요하다. 물론, 지질의 중요성은 일생 계속되는 인간의 대뇌의 수초화에 있어서도 아주 중요하다.

이와 같은 수초화는 인간 정신, 즉 마음의 형성에 결정적인 영향력을 가지므로, 수초화를 무시하고는 교육을 논할 수 없다. 또한 수초화에 병행하여 또는 선행하여, 신경전선(신경섬유)의 배선이 진행되고, 신경 말단부의 접속부에서 신경호르몬이 활동하는 시냅스가 다수 형성되어, 신경회로가 완성되어 간다. 이와 같은 신경회로 형성은 '신경의 가소성(Plasticity)'이라고 부르며, 이 가소성과 수초화에 의해 인간의 대뇌신피질이 완성되고, 비로소 인간의 마음이 만들어질 수 있다.

만일 대뇌신피질에서 이 수초화가 불완전한 경우에는 정신박약을 낳고, 척수와 같은 뇌의 다른 부위에서 수초화가 불완전한 경우에는 운동계의 마비가 발생한다. 또한 생후 뇌염(뇌의 염증), 바이러스성 질환 등으로 수초화가 방해받으면 수초의 일부가 파괴되어, 탈수성(脫髓性) 질환이라고 불리는 다발성 경화증, 진행성다소성백질(進行性多巢性白質) 뇌병 등 고치기 어려운 악성 질환을 낳는다. 정장제(장의 기능을 바로잡음) 키노폼(Kinoform) 중독으로 생겨나는 SMON병(Subacute Myelo-Optico Neuropathy : 아급성 척수 시신경증. 복통, 설사가 계속되고 발이 저려오는데, 중증인 경우 하반신이 마비되고, 실명함. 여성에게 많고 원인 불명)은 척수의 탈수성 질환이라고 말하고, 1971년 키노폼의 판매금지 조치 이후, 병은 급속히 감소하였다.

5. 인간의 뇌는 일부 디지털화한 아날로그 뇌

신경에 의한 정보전달의 2가지 타입

디지털, 아날로그는 시계 때문에 누구나 아는 말이 되었다. 숫자로 정확히 시간을 가르쳐주는 것이 디지털시계이며, 긴 바늘과 짧은 바늘로 시각을 알려주는 것이 아날로그시계이다. 이와 같이 디지털과 아날로그는 정보전달의 기본이고, 각각 상응하는 이점을 갖는다.

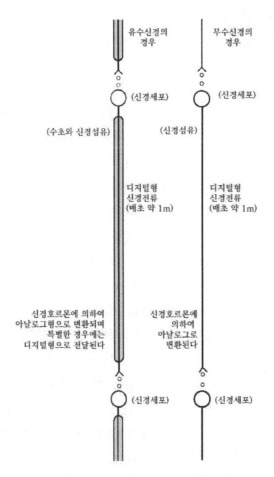

유수신경의
경우

무수신경의
경우

(신경세포)   (신경세포)

(수초와 신경섬유)   (신경섬유)

디지털형
신경전류
(매초 약 1m)

디지털형
신경전류
(매초 약 1m)

신경호르몬에 의하여
아날로그형으로 변환되며
특별한 경우에는
디지털형으로 전달된다

신경호르몬에
의하여
아날로그로
변환된다

(신경세포)   (신경세포)

〈그림 24〉 신경 정보전달의 디지털형과 아날로그형

  디지털이란 그리스어의 손가락(Digit)에서 유래하며, 손가락으
로 세는 것처럼 하나하나를 정확하게 셀 수 있는 것으로 주판
의 계산 양식으로 덧셈, 뺄셈이 쉽고, 정확히 할 수 있다. 대형
컴퓨터는 모두가 디지털형이고 복잡한 계산을 순간적으로 한다

는 점은 인간의 뇌가 따라가지 못한다. 이것에 대하여 아날로
그는 라틴어의 상사(相似, Analogon)에서 유래하며, 전체적으로
닮아 있다는 의미이다. 아날로그형의 장점은 계산자로 커서를
움직이는 것만으로 곱셈, 나눗셈을 재빨리 할 수 있다는 것이
지만 정확하지는 않다. 아날로그형의 대형컴퓨터도 시도되었으
나 계산 속도가 빠르고 값이 싸지만 정확도에 한계가 있고, 디
지털형 대형컴퓨터에는 미치지 못한다.

인간의 뇌는 이 디지털, 아날로그라는 정보전달의 기본을 잘
조합시켜, 지구상에 둘도 없는 거대하고 우수한 대뇌컴퓨터를
만들어 낸다. 이것이 지, 정, 의를 종합하여 인간의 마음을 만
들어 낼 수 있었던 최대의 이유이다. 그 직접적인 원인, 즉 마
음의 직접적 원인은 동물이 움직이기 위하여 근육과 더불어 그
것을 움직이는 신경이라는 전선화된 세포를 만들었기 때문이
고, 이 신경세포는 신경섬유에 디지털형의 신경전류를 흘리고,
신경섬유 말단부에서 신경호르몬을 분비하고, 그 양에 따라 신
경전류의 정보를 아날로그형으로 변환할 수 있기 때문이다.

신경전류는 신경섬유의 표면을 따라서 전기적인 파동이 나오
거나 파동이 나오지 않는 펄스파의 흐름〔생리학에서는 임펄스
(Impulse)라고 함〕이며 필연적으로 디지털형이다. 한편 신경호르
몬 작용은 표적세포의 리셉터에 도달하고, 리셉터에 작용한 신
경호르몬 총량으로 정보량이 정해지기 때문에 아날로그형이 된
다. 앞서 신경호르몬, 도파민 작용에 관하여 정원에서 스프링클
러로 물을 뿌리는 듯한 느낌이라고 서술했다. 그러나 아날로그
형 작용이란 정원 전체에 물이 뿌려지고, 전체적으로 축축해져
가는 느낌이다.

여기에서 원시적인 무수신경과 진화한 유수신경의 본질적인 차이점을 생각하여 보겠다. 〈그림 24〉에서와 같이 무수신경의 경우는 신경전류 속도가 매초 약 1m로 느리고, 신경호르몬으로서는 도파민과 같은 비분해성으로 벤젠고리가 있는 강력한 신경호르몬이 사용되고, 그 신경호르몬이 시냅스부(신경섬유 말단부와 표적세포의 사이)에 고여, 총량으로 효력이 있는 정보전달 효과를 낳고, 디지털형의 신경전류의 정보가 아날로그형으로 변환된다.

반면에 유수신경의 경우 신경전류의 속도가 매초 약 100m로 빠르고, 신경호르몬으로서는 벤젠고리가 없고, 어디에나 있으며 어디에서나 만들어지는 간단한 화학구조의 아미노산, 변형 아미노산의 신경호르몬이 사용된다. 이 아미노산의 신경호르몬으로서 리셉터에 정보를 전달하는 얼개의 상세한 점은 아직 알려져 있지 않다. 대부분은 역시 아날로그형으로 변환되지만, 특별한 경우는 디지털형 전류를 아날로그로 변환하지 않고, 그대로 재빨리 전류정보를 그대로 전하는 디지털화한 디지털 뇌라고 말해도 좋을 것이다.

또한 도파민과 화학구조는 닮아 있으나 분해성의 신경호르몬인 아세틸콜린만은 그 분해성이라는 화학적 성질 때문에 2가지 모양으로 사용할 수 있다. 한 가지는 도파민과 마찬가지로 무수신경에서 작용할 수 있고(아세틸콜린의 무스카린 작용), 또 한 가지는 그 재빠른 분해성 때문에 곧 분해되며, 신경전류의 디지털형 정보를 그대로 전달할 수 있고(아세틸콜린의 니코틴 작용), 유수신경에서도 사용할 수 있다.

좌우 대뇌의 차이는 상대적인 차

이상과 같은 유수신경세포와 무수신경세포가 100억 개 이상이나 모여서 인간의 거대한 뇌 컴퓨터가 만들어진다. 크게 보면 대뇌, 소뇌는 대부분이 아날로그적인 뇌지만 가장 진화된 전두엽 전두전야의 많은 부분과 측두엽의 언어중추라든지 두정엽의 운동야, 감각야, 후두엽의 시각야, 소뇌의 일부 등이 디지털형 컴퓨터로서 작용한다고 이해할 수 있다. 진화된 유수신경이라고 해도, 신경호르몬 작용이 들어가 있기 때문에 신경전류의 디지털형 정보를 그대로 완전하게 전달하는 것은 어려우며, 원래 물이라는 아날로그적 환경 속에서 육성된 인간의 뇌가 디지털형 컴퓨터로서 작동하는 데에는 아주 무리가 뒤따르는 것이다.

반면에 아날로그형 신경호르몬 작용이 월등한 원시적인 무수신경세포는 불과 100만 개 정도이며, 주로 뇌간 중앙부에 계열을 만들어 모여 있다. 그 무수신경섬유는 대뇌, 소뇌, 척수 등 전뇌에 확산되어 아날로그형 컴퓨터가 되고, 각성, 수면에서 감정과 같은 전뇌의 분위기를 좌우하고, 더욱이 인간의 생명을 유지하는 중요한 활동에 참가한다. 이와 같이 인간의 뇌는 대뇌의 일부가 디지털화한 뇌와 뇌간이라는 아날로그 뇌에서 만들어져, 이 2가지 성질의 뇌 사이의 절묘한 조합에 의해 인간의 이성과 감정, 지능과 감정, 의욕의 교묘한 조합이 가능하고, 마음이 창출되는 것이다.

여기에서 한 가지 생각해 둘 사실이 있다. 인간의 경우 대뇌가 기형적으로 거대화했기 때문에 좌우 대뇌의 불균형을 낳고 좌측대뇌가 디지털적 뇌가 되어 이성적이고, 우측대뇌가 아날

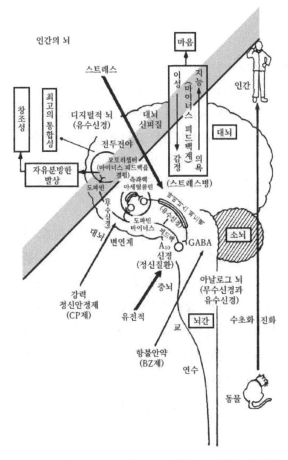

〈그림 25〉 인간의 디지털 뇌, 아날로그 뇌와 피드백계

로그적 뇌로 감정적이며 그 조합으로 마음이 생긴다. 단지 좌측대뇌와 우측대뇌의 차이는 왼손잡이와 오른손잡이 정도의 문제여서 인간은 대뇌가 극단적으로 거대화했기 때문에, 한쪽의 대뇌, 주로 좌측대뇌의 디지털화가 편중해 발달하였다.

일본의과대학 생리학교실의 시나가와(品川嘉也) 교수는 좌뇌,

우뇌에 관하여 생각이 너무나 앞서가기 때문에 다음과 같이 주의를 줬다.

"오른쪽이 아날로그 뇌라면 왼쪽은 디지털 뇌가 된다. 그러나 이것에는 약간의 주석이 필요하다. 좌뇌에 언어중추가 있고, 기호와 논리를 지배하는 것은 확실하다. 좌뇌의 모든 것이 디지털이라고 하는 것은 아니다. 좌뇌도 대부분은 아날로그적으로, 아주 극소의 부분에만 언어중추(디지털적 뇌)가 있는 데 지나지 않는다. 언어중추를 가졌기 때문에 좌뇌의 쪽이 '목소리가 크다'. 그렇기 때문에 우위에 있다고 생각되는 점도 있다."

1985년 8월 미국 과학잡지 『사이언스』(229권)에 미국의 심리학자 샌드라 F. 위텔슨(S. F. Witelson)은 42명의 뇌를 해부하여 조사한 결과 왼손잡이 또는 양손잡이 사람의 좌우의 대뇌를 연결하는 뇌량의 크기는 오른손잡이에 비교하여 11%나 크다고 발표했다. 뇌량으로 좌우의 대뇌를 연결하는 신경섬유 수는 약 2억 개라고 하며, 왼손잡이는 약 2500만 개나 많다고 계산할 수 있다. 그러나 그녀는 한 개 한 개의 신경섬유가 두껍다거나 채워진 정도가 느슨하다거나 하는 경우도 고려할 수 있다고 신중하게 보고하고 있다.

6. 마이너스 피드백 사이클과 통합성

신경이 다른 신경을 컨트롤한다

1952년, 그때까지 약물요법이 없고 가혹하게 취급되었던 정신질환자에게 특효약 클로르프로마진(Chlorpromazine, 여기에서는 CP제라고 부른다)이 개발되어, 정신질환 치료 방법이 혁신되어 정신병원 근대화에 커다란 힘이 되었다. 이 CP제는 정신 활동을 진정하는 일종의 대증요법약으로 '정신안정제(Tranquilizer)'라고 불렸다. 그 후 1960년대에 들어서 이 CP제가 신경호르몬, 도파민 관련 분자의 활동을 억제하고 정신을 안정화한다는 사실을 알았다. 그러나 CP제 작용은 상당히 강력하여, 부작용으로서 도파민의 활동부족에 의한 운동부족과 같은 신체 증상을 나타내기〔파킨슨병(Parkinson's Disease)과 같은 증상〕 때문에, 이와 같은 정신안정제를 '강력 정신안정제(Major Tranquilizer)'라고 부르게 되었다.

CP제는 다른 목적으로 사용되었던 치료약이 정신안정제로 전용되어 성공한 것으로, 이것을 계기로 어떠한 약이라도 한번은 정신안정제로서 사용해 보려는 움직임이 일어났고, 1955년경부터 여러 종류의 정신안정제가 나오게 되었다. 그런 가운데 작용이 온화하며, 신체적 부작용이 적은 양호한 정신안정제의 한 종류가 개발되어 '온화정신안정제(Minor Tranquilizer)'라고 불렀다. 이 온화정신안정제는 스트레스, 불안을 제거하고, 부작용이 적다는 점에서 정신과 이외 분야의 치료에도 사용되고, 한때는 약국에서도 시판되어 현재까지도 널리 사용한다. 그후, 이 온화정신안정제는 불안을 제거하기 때문에 미국에서 '항불안약'이라 부르며, 이 명칭을 많이 사용한다.

1959년, 스위스의 제약회사 호프만 라 로쉬는 CP제의 구조를 바꿔 벤조디아제핀(Benzodiazepine) 유도체(여기서는 BZ제라고 부름)라는 부작용이 적고 효과가 큰 항불안약을 개발하였다. 화학명은 어렵지만 현재도 많이 사용해서 상품명을 기억하는 사람도 많을 것이다. 클로르디아제폭시드(Chlordiazepoxide, 상품명 밸런스, 컨트롤), 디아제팜(Diazepam, 상품명 홀리존, 셀신)이다.

BZ제가 어떻게 작용하는가는 개발 이래 논의가 많았으나, 1975년 뇌 안에서 변형 아미노산의 GABA로 활동하는 신경에 그 작용을 강화시키는 작용이 분명히 있었다. 또한 강력정신안정제 CP는 신경호르몬 도파민의 리셉터에 작용하여 그 활동을 억제하고, 도파민으로 활동하는 A_{10}신경 활동을 억제하고, 도파민의 과잉활동에 의한 정신질환, 특히 조현병을 치료한다는 사실을 알았다.

정신안정제의 작용 메커니즘이 점차 해명되자 흥미로운 사실을 알았다. 그것은 GABA에서 활동하는 신경이 도파민으로 활동하는 A_{10}신경 활동을 억제하여 조절하고, 항불안약과 수면제는 GABA로 활동하는 신경의 활동을 높여 A_{10}신경의 활동을 억제하여 불안을 제거하고, 수면을 유도하는 것이었다. 이 관계는 실제로는 상당히 복잡하지만, 인간의 뇌의 활동으로부터 마음의 발생을 풀 수 있는 열쇠가 되는 극히 중요한 과정이다.

도파민으로 활동하는 A_{10}신경은 원시적인 무수신경으로 인간의 뇌 안에 널리 분포해 쾌감적 분위기에서 감정을 양성하여, 그것이 마음을 만드는 원천이 된다. A_{10}신경의 신경세포(세포체)는 중뇌(복측피개야)에 있고, 그 신경섬유는 상행하여 시상하부, 대뇌변연계를 통과하여 대뇌신피질의 전두엽 전두전야로 진행하여 인간의 마음을 만든다(〈그림 7〉 참조). 도중에 A_{10}신경의 일부는 대뇌변연계에서 측좌핵이라는 행동력의 원천이 되는 특별한 뇌로 갈라진다.

이것에 반하여 GABA로 활동하는 신경의 신경세포(세포체)는 전뇌에 분포하고 있으나, 그 일부가 대뇌변연계의 측좌핵에 있어서 유수신경을 하행시켜 A_{10}신경의 신경세포가 있는 중뇌(복측피개야)로 연장되어 A_{10}신경 활동을 억제하고, 조절한다는 사실을 실험을 통하여 알 수 있었다. 이것은 '마이너스 피드백 조절'이고(〈그림 24〉 참조), GABA로 활동하는 유수신경과 도파민으로 활동하는 무수신경이 서로 마이너스 피드백 컨트롤을 하고, 정상적으로 활동하여 호메오스타시스(Homeostasis, 생체 항상성)를 유지하고 있다.

뇌의 통합성과 전신의 호메오스타시스

스트레스에 대하여는 마이너스 피드백 사이클을 묘사하는 신경계가 대응한다. A_{10}신경에 의한 도파민 과잉활동이 조현병을 발생시키고, 그것을 CP제가 억제하여 치료한다. 한편 GABA로 활동하는 신경이 스트레스에 대응할 수 없다면 불안이 생겨 스트레스병(신경증)이 되고, BZ제가 GABA신경의 활동을 높여 치료한다.

또한 실험의 결과로는 측좌핵에서 이상의 2가지 신경 사이에 아세틸콜린에서 활동하는 작은 신경이 개재신경으로서 활동한다. 필자는 이러한 아세틸콜린에 의한 개재신경의 중간적인 활동이 대뇌에서 의식, 그 밖에 극히 중요한 활동을 한다고 생각한다.

이상은 뇌내신경 호메오스타시스의 한 가지 예이다. 그러나 뇌를 포함하여 전신의 신경계에는 모두라고 말해도 좋을 만큼, 이러한 마이너스 피드백에 의한 호메오스타시스가 차례로 설치되어 전체의 호메오스타시스가 유지되고 있다. 그것이 가장 잘 해석되는 곳이 말초 운동신경이다.

두껍고 강한 운동신경은 척수를 나와 뼈를 움직이는 강력한 골격근을 수축시켜 신체를 움직이게 한다. 이 골격근의 근육세포의 하나로 방추상(紡錘狀)을 한 근방추(筋紡錘)라는 감각기가 있어서 감각신경을 경유하여 골격근의 수축 정도를 척수, 뇌에 전하고, 근육이 너무 수축하여 잘려져 버리지 않도록 마이너스 피드백 컨트롤을 한다. 그러나 이것으로는 어느 정도 이상의 힘을 낼 수 없기 때문에 γ-섬유라는 가는 운동신경이 근방추의 활동을 억제하고 조절하여, 야구의 투구와 같이 특별하게 강한 힘을 낼 수 있도록 설치되어 있다. 이와 같이 피드백 컨트롤은 차례차례 상위의 뇌에 의해 이루어지고, 곤란한 일도 쉽게 할 수 있게 한다.

뇌를 중심으로 전신의 신경계는 이와 같이 서로 겹쳐서 복잡하게 마이너스 피드백 컨트롤을 하고, 그것에 따라 상위의 뇌가 하위의 뇌로부터 말초신경을 '통합'한다. 또한 신경호르몬 자신도 오토리셉터에 의해 스스로 마이너스 피드백 컨트롤을 하고, 신경계, 호르몬계를 포함하여 전신의 정보전달은 구석구석까지 이와 같은 컨트롤이 있어서 비로소 호메오스타시스가 유지된다.

이와 같은 마이너스 피드백 컨트롤에 의한 호메오스타시스를 인간의 뇌 전체에 관하여 대담하게 요약해 본다면 〈그림 25〉와 같다. 대표적인 예로서 A_{10}신경과 GABA신경의 마이너스 피드백 사이클을 표시해 두었다.

〈그림 25〉에서와 같이 인간의 거대한 대뇌는 뇌간으로부터 진화된 것으로, 주로 진화된 유수신경으로 구축되어 그중 가장

진화된 부분이 디지털 뇌가 된다. 그리고 대뇌는 뇌간 이하의 전신을 유수신경에 의해 교묘하게 통합, 지배하고 조절한다. 그 한 예로서 측좌핵의 GABA에서 활동하는 유수신경이 뇌간(중뇌)의 A_{10}신경의 신경세포를 정밀하게 조절하고 있다. 반면에 뇌간 활동의 주체는 A_{10}신경과 같은 A계열, B계열의 광역분포의 원시적인 무수신경이고, 아날로그 뇌로서 대뇌를 부활시켜, 마이너스 피드백 조절을 하여 호메오스타시스를 유지하고 있다.

전체적으로 본다면, 한편은 인간의 거대하고 디지털화할 수 있는 대뇌에 의한 뇌간으로부터 전신을 통합, 지배하고, 또 다른 한편으로는 뇌간의 아날로그 뇌에 의한 대뇌를 포함하여 전신을 전체적으로 무드적인 조절을 한다. 이와 같이 디지털화할 수 있는 뇌와 아날로그 뇌가 서로 마이너스 피드백 컨트롤을 하여 환경 변화, 스트레스에 적응함으로써, 인간도 동물도 살아 갈 수 있는 것이다. 이것은 인간의 뇌도, 동물의 뇌도 다를 바가 없다. 단지 인간의 뇌는 대뇌가 거대하여 복잡하고 교묘한 처리와 통합을 할 수 있을 뿐이다.

여기에서 매우 중요한 사실이기 때문에 반복하겠지만 2장에서와 같이 인간의 마음을 만드는 전두전야로 향하는 A_{10}신경에만은 오토리셉터가 없고, 마이너스 피드백이 동작하지 않기 때문에 자유분방한 발상을 할 수 있으며, 인간에게만 있는 풍부한 창조성을 발휘할 수 있다. 인간 대뇌의 이 창조성과 통합성이 인간의 최대 특징이라고 생각한다.

V. 정신력을 낳는 뇌내 소형단백질

* 뇌 속에는 마약이 있다
* 인내력을 만드는 분자
* 식욕, 성욕에서 생에 대한 욕구로
* 의욕을 불러일으키는 뇌내 소형단백질

1. 뇌 속에는 마약이 있다

엔케팔린과 엔돌핀

1975년 여름, 영국 북부 스코틀랜드 아바딘대학의 한스 W. 코스타리츠(Hans W. Kosterlitz) 마약연구 그룹은 새로운 발견에 대한 기대에 부풀어 있었다. 그것은 마약 모르핀 검정시험에 돼지 뇌의 추출물이 걸렸기 때문이다. 만약 실험에 잘못이 없다면 동물의 뇌의 추출물에는 진통작용과 마약작용이 있는 셈이 된다. 그보다 수년 전 동물 체내에 마약호르몬 리셉터가 있다는 사실이 발견되었고, 동물이 자신의 몸에 마약과 같은 기능을 하는 물질을 갖는 것 같다는 예측은 하고 있었으나 그 것을 확인할 수는 없었다.

이 뇌 추출물에는 아주 닮은 성분이 2가지 섞여 있고, 질량분석기로 분석하는 데 3개월이나 걸려 영국의 과학잡지 『네이쳐』(258권)에 발표된 것은 12월이 되어서였다. 이때 이 물질은 '엔케팔린(Enkephalin, 뇌내인자)'으로 명명되었다.

코스타리츠는 학자들이 늘 하는 것처럼 발표 2주일 전에 논문 사본을 전 세계의 친구들과 경쟁 상대인 학자에게 보내 비판을 받아보았다. 이 논문에 대하여 미국 샌프란시스코 호르몬연구소의 초 하오 리에게 답이 왔는데 그가 11년간 뇌의 중심부에서 내려온 뇌하수체라는 작은 뇌로부터 얻었던 물질인 엔케팔린과 아주 흡사한 것은 아닌지 주장하여 왔다. 조사해 보니 엔케팔린은 리가 얻었던 물질의 일부라는 사실을 알았으며, 리가 얻었던 것의 분해산물에도 진통작용, 마약작용이 있다는 사실을 알았다.

이 분해산물은 '엔돌핀(Endorphin : 체내에서 만들어지는 모르핀)'이라고 부르고, α, β, γ 3종이 있다. 그중에서 β-엔돌핀이 가장 큰 분자로 진통작용도 제일 강해 모르핀(Morphine)의 약 6.5배나 되었다. 뇌 속에 각종 마약이 있다는 사실의 발견은 전 세계의 약리학자, 생화학자에게 커다란 쇼크를 주었고, 일제히 이 뇌 속 마약물질의 연구에 착수했다.

책에서는 이 물질을 간단히 '뇌내 마약물질(Brain Opiate)'로 부르기로 하겠다. 뇌내 마약물질은 돼지의 뇌에만 국한되는 것이 아니라 소, 토끼, 원숭이 그리고 인간의 뇌에서도 발견되어, 인간의 뇌 안에서도 아주 중요한 작용을 한다는 사실을 차례차례로 알게 되었다.

현재 뇌내 마약물질은 약 20종이나 발견되었다. 그리고 인간의 뇌 자체가 뇌내 마약물질을 만들고, 마약과 마찬가지로 진통을 억제하고 기분을 좋게 한다면, 지금까지 불가사의하게 생각했던 중국의 침마취, 각국에서 행해지는 최면술, 또한 통증을 참는 인내력까지 이 뇌내 마약물질의 존재에 의해 설명할 수 있게 되었다. 또한 조깅이나 마라톤과 같은 인내력을 필요로 하는 운동을 계속하면, '러닝 하이(Running High)'라는 황홀상태가 되는데, 그때 뇌내 마약물질이 체내에 나온다는 사실도 알게 되었다.

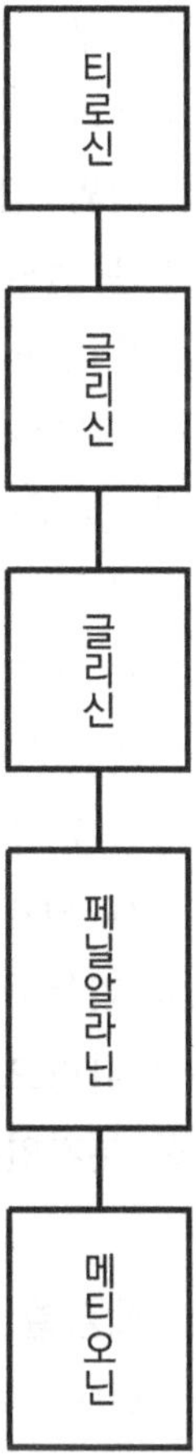

엔케팔린은 가장 소형의 단백질 중 하나로, 발견과 동시에

〈그림 26〉
엔케팔린

화학구조가 분명하게 되었다. 그것은 아미노산 5개로 만들어진 다음과 같은 간단한 소형단백질(펩티드라고 부름)이었다.

이와 같은 간단한 소형단백질 분자로 마약작용을 일으키는 것은 놀랄 만한 일이지만, 가장 강한 진통작용을 갖는 β-엔돌핀은 엔케팔린보다 대형단백질로 아미노산 31개로 만들어져 있다. 분자가 클수록 정보가 많고 그 작용이 강하다는 것을 수긍할 수 있다.

이 뇌내 마약물질에는 반드시 아미노산 티로신(Tyrosine) 분자가 있고, 그것이 작용중심이다. 지금까지 마음의 근원으로서 여겨진 도파민 분자는 이 티로신 분자에서 곧 합성되며 마음에 영향을 주는 마약분자, 각성제 분자 속에는 그 작용중심에 반드시 티로신 분자, 도파민 분자가 있다는 사실은 중요한 의미를 갖는다. 티로신 분자는 20종의 아미노산 분자 중에서도 그리 다량으로 있는 분자는 아니지만 마음의 근원에 얼마나 중요한 분자인지 이해할 수 있을 것이다.

쾌감을 낳는 뇌내 마약물질

뇌내 마약물질 제1의 작용은 정신, 즉 마음에 효과가 있는 작용이며, 진통작용과 쾌감작용이다. 그러나 그 밖에 뇌의 운동기능에 효과가 있고, 부자연스러운 체위 유지와 근육을 긴장시키고, 또한 자율신경에 효과가 있어서 체온변동, 저혈압, 식욕증진, 위액분비억제, 호흡억제, 구토 등을 발생시킨다. 또한 뇌하수체 전엽, 후엽에 효과가 있으며, 일부 호르몬[프로락틴(Prolactin), 성장호르몬, 바소프레신(Vasopressin) 등]의 분비를 촉진하고, 다른 호르몬[성선자극호르몬인 고나도트로핀(Gonadotropin),

부신피질자극호르몬인 ACTH(Adreno Cortico-Trópic Hormone) 등〕
의 분비를 억제한다. 기타 학습효과, 기억의 고정 및 성행동을
촉진하고, 진통효과가 있어서 동물은 신체가 쉬는 듯한 동작을
하게 하는 기능이 있다.

뇌내 마약물질은 전신에서, 주로 신경이 있는 곳에서 분비되
고 췌장의 분비를 촉진시켜, 소화관 운동을 돕고, 경우에 따라
서는 변비가 생기는 등 전신에 수많은 작용을 일으킨다.

따라서 뇌내 마약물질 작용의 전모는 아직 모른다. 그러나
뇌내 마약물질의 제1의 작용인 마약작용, 즉 진통작용과 쾌감
작용은 모든 스트레스를 참고 저항할 수 있는 바탕인 것은 틀
림없다.

1982년, 미국 시카고 의과대학의 S. 엘렌프라이스는 새로운 타
입의 진통제를 발견했다. 그것은 D-페닐알라닌(D-Phenylalanine)
이라는 티로신과 아주 닮은 아미노산으로 천연아미노산〔L-페닐
알라닌(L-Phenylalanine)〕과는 화학적인 공간구조가 서로 다르
다. 이 D-페닐알라닌은 뇌내 마약물질 엔케팔린을 분해하는 효
소(예를 들면 Carboxypeptidase A)의 작용을 저해하는 기능이
있고, D-페닐알라닌을 투여하면 뇌내 마약물질 작용을 강화하
여 의존성이 적고, 뛰어난 진통효과를 낸다. 또한 D-페닐알라
닌은 침마취의 효과를 강화시켜, 경우에 따라서는 만성 동통(疼
痛) 해소에도 효과적이라는 사실이 분명해졌다.

그런데 마약이라면 모르핀이 잘 알려져 있으나, 이 모르핀과
뇌내 마약물질은 어떠한 차이가 있을까. 모르핀은 양귀비꽃의 암
술이 발달한 것에 상처를 내어 흘러나오는 유액을 응고시킨 생
아편이 그 유래이다. 이것을 그늘에 말리든지, 섭씨 60도가 넘

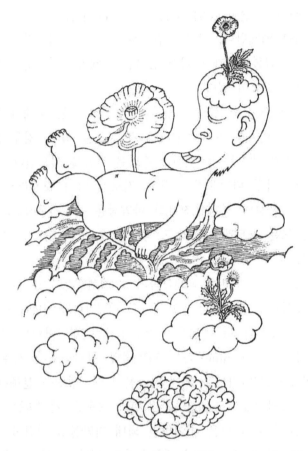

〈그림 27〉 뇌내 마약물질은 즐겁게 살아가기 위한 신체의 지혜

지 않는 온도에서 건조시키면 딱딱해져 진한 갈색 덩어리로 되고, 그것을 분말로 만든 것이 아편인데, 약 10%가 모르핀이다.

　정제한 모르핀은 백색이고 무정형의 부피가 커진 분말로 모든 통증을 그 자리에서 멈추게 하는 진통제이다. 그러나 황홀감을 위해 계속 사용하면 내성이 생겨서 사용량을 늘리게 되고, 약이 없어지면 금단현상에 빠져서 그곳에서 빠져나올 수 없는 두려운 모르핀 중독을 일으킨다. 이 중독은 기벽, 탐닉이라고 말하지만 현재는 '의존'이라고 말하는 경우가 많다.

이 모르핀은 양귀비 체내에서 아미노산 티로신이 도파민이 되고, 그 2분자가 결합하여, 화학적으로 안정된 분자로 변화하여 합성된다. 모르핀은 뇌내 마약물질의 〈화학적 안정판〉으로 인간의 뇌로 들어가면 강력한 뇌내 마약물질로서 작용하고, 강한 진통작용과 쾌감작용을 발생시킨다. 단, 모르핀은 식물체 내에서 만들어진 천연물이기 때문에 수용성이고, 혈뇌장벽 때문에 그 양의 약 2%밖에 뇌로 들어갈 수 없다.

모르핀 분자 내의 수산기(OH)에 초산을 결합시키면 지용성이 되고, 혈뇌장벽을 통과하여 뇌내에 65%나 들어간다. 진통작용은 3배나 되고, 의존성은 매우 강해진다. 이것이 마약의 제왕이라는 헤로인(Heroin)이다. 뇌내 마약물질은 인간을 포함한 동물이 스스로 진통을 억제하고, 쾌감을 발생시켜 쾌적하게 살아가기 위하여 스스로 만들어 낸 〈신체의 지혜〉라고도 하는 것으로 살아가기 위한 기본 중의 한 가지일 것이다. 동물도, 식물도 살아가는 기본적인 과정은 같다. 단지 식물은 햇빛의 에너지를 이용할 수 있어 에너지원에 걱정이 없고, 체내에서 합성된 것을 그대로 저장하여 버린다. 그 한 가지로서 양귀비가 모르핀을 만든 것이고, 양귀비는 인간의 마음을 좌우하는 강렬한 마약물질을 만들고 있었던 것이다.

2. 인내력을 만드는 분자

ACTH와 β엔돌핀

뇌내 마약물질이 고통을 완화시키는 기능을 갖는다는 것과 마찬가지로 신체적 스트레스를 억제하는 기능에 관계하는 ACTH(부신피질자극호르몬)라는 물질이 있다. ACTH는 뇌하수체 전엽에서 분비되어 좌우의 신장 뒤에 있는 성냥갑 크기로 3각 모자 모양의 부신이라는 호르몬 분비기관의 외측(피질)에 도달하여, 그것을 자극하고 부신피질호르몬을 분비시킨다. 부신피질 호르몬은 전신에 걸쳐서 신체적 스트레스를 배제하는 호르몬임과 동시에 전신의 포도당 양을 가감하는 아주 중요한 지방질 호르몬이다. 따라서 그 분비를 촉진하는 ACTH도, 필연적으로 신체적 스트레스를 피하는 기능을 하는 호르몬이다.

1979년 교토대학 의학부 생화학교실의 연구그룹은 유전자조 작 기술을 사용하여, 뇌내 마약물질과 ACTH가 뇌 안에서 어떻게 합성되는가를 규명하였다.

우선, 뇌내 마약물질과 ACTH를 만들어야 하는 전구(前驅)단 백질(프로호르몬)이 생명의 근원인 단백질 합성계(센트럴도그마)에 의해 합성되어, 다음으로 이 전구단백질이 특별한 효소(변환 효소)에 의해 분할되어(프로세싱이라고 한다) 뇌내 마약물질 등 수 종류의 유용한 호르몬이 한 번에 합성된다. 그 연구그룹은 그 후 1983년까지 전구단백질은 3종이 만들어지고, 그것이 분할되어 약 20가지의 뇌내 마약물질이 합성된다는 사실을 밝혀냈다. 이와 같은 뇌내 마약물질 등의 합성은 뇌만이 아니라 전신에서 이루어지고, 특히 신경조직이 많은 소화관의 지배계, 부신

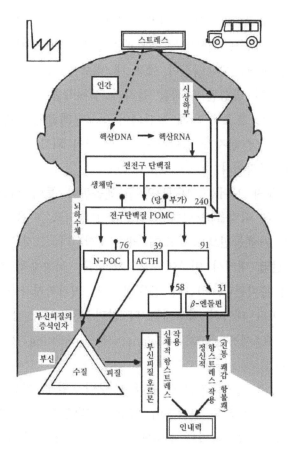

〈그림 28〉 인내력의 형성—POMC스토리
그림 속의 숫자는 아미노산의 수(번호)를 나타낸다

등에서 다량으로 합성한다.

교토대학 연구그룹에 의해서 처음으로 발견된 전구단백질은 〈그림 28〉과 같이 분자 내에 β-엔돌핀과 ACTH를 포함, 현재 는 'POMC'〔프로오피오멜라노코르틴(Proopiomelanocortin)의 약 자〕라고 불린다. 이것은 전구(프로) 뇌내 마약물질(아편, 오피오)

MSH(멜라노) ACTH(코르틴)이라는 의미이다.

인간도, 동물도 외부에서 스트레스를 받으면 단백질 합성에 의해 전전구(前前驅)단백질이 세포 내 리보솜(Ribosome) 속에서 합성된다. 이 합성된 단백질 분자가 생체막을 통하여 외부로 나오고 나서, 효소에 의해 절단되어 전구단백질이 된다. 이 전구단백질에 당 분자가 결합하여 당단백질이 되고, 이것이 문제의 POMC분자이다.

POMC분자 내에는 ACTH와 β-엔돌핀이 들어 있고, 우선 효소에 의해 각각을 포함하는 부분에 분할되고, 다음으로 각각 ACTH와 β-엔돌핀으로 효소에 의해 분할된다. 그것은 주로 뇌하수체 전엽 내에서 이루어지고, ACTH는 뇌하수체 전엽호르몬으로서 분비된다. 인간의 경우 분할은 여기까지가 전부이다. 하등동물이나 태아의 경우에는 더 많이 분할하여, 각각 3가지의 MSH〔색소세포자극호르몬(Melanocyte Stimulating Hormone)〕이 생긴다.

이 분할의 길을 거슬러 올라가 보면, 원래 하등동물에는 MSH 1개를 포함한 단백질이 있고, 신경에서 뇌를 부활하고 기억, 학습을 높인다거나 신체색을 바꾸는 호르몬이 있다고 생각할 수 있다. 그리고 이 원시적인 단백질이 진화에 의해 4배로 늘고, POMC를 만들게 된 것이다. 그것에 의해 동물의 진화에 대응하여 ACTH로서, 또한 β-엔돌핀으로서 각각의 목적에 사용되도록 한 것이다.

신체와 정신 스트레스에 견디는 분자

그러면 왜 고등한 척추동물은 POMC가 ACTH로서, 혹은 β

-엔돌핀으로서 사용되는 것일까?

ACTH는 염증, 알레르기를 생성하는 각종의 병을 일으키는 교원병이라는 치료하기 어려운 신체적 병을 치료하고, 신체적인 스트레스를 해소하는 고마운 분자이다. 한편 β-엔돌핀은 뇌내 마약물질의 하나이고 진통작용, 쾌감작용, 항불쾌작용에 따라 정신적 스트레스를 해소하는 고마운 분자이다. 이와 같이 POMC의 성분 2가지로 신체적 스트레스와 정신적 스트레스가 동시에 해소되기 때문에 필자는 1982년, 참을성이 강하다는 것에서 출발하여 '인내력'이라는 정신적인 힘까지가 이와 같은 분자 활동을 기초로서 만들어진다는 가설을 제출했다. 이것에 관하여 교토대학 연구그룹은 같은 해, 이것을 '생체 방어의 통합적 기능'이라고 주장하였다. 그러나 인내력이라는 정신력이 신체적 스트레스를 피하기 위한 호르몬 ACTH와 정신적 스트레스를 피하기 위한 호르몬 β-엔돌핀으로 조절되고, 게다가 동시에 전신적으로 생기는 것에 관하여, 아직 실험적 증명은 없다.

한편 단백질합성계(센트럴도그마)는 면역용 항체에 단백질을 합성하고 모든 유해물질과 유해미생물을 배제한다. 이것이 면역현상이다. 또한 단백질합성계는 간장의 약물대사효소계를 필요에 따라서 만들고, 모든 약물을 배제한다. 정신력도, 면역력도, 약물대사력도 넓은 의미에서는 생체 방어력이고, 생체 방어 기구의 하나이다.

정신력이라고 해도 이러한 힘은 인간에게만 있는 것은 아니고, 동물에게도 있어서 그것이야말로 살아가려는 생명력이다. 단지 정신력이라고 할 경우 지금까지 인간의 뇌가 블랙홀이었기 때문에 가공의 힘이라고 생각했으나, 인간 뇌 안의 실제 분자의 구체적인 활동이 분자 수준으로 해명되고 나서는 정신력도 근원적으로는 분자에 의존한 힘이고, 정신력이야말로 생명력의 인간적 발현이라고 말할 수 있다.

1981년부터 1982년에 걸쳐서 영국의 필립 J. 로리는 이 POMC의 작용 중 알 수 없었던 부분(N-POC)의 기능이 부신피질의 세포증식 인자(Mitogen)라는 사실을 발견하였다.

부신은 동물 체내 체제유지에 가장 중요한 통제기관이고, 뇌의 분신이며, 〈리틀브레인〉의 하나로서 중요한 기관이다. 스트레스를 받았을 때 부신이 비대하여 스트레스에 저항하고 싸우는 것은 캐나다의 유명한 생리학자 한스 셀리에(H. Selye)의 스트레스 학설의 하나의 거점으로서 알려져 있었으나, 이것에 POMC가 관여하고 있었다.

부신의 외측은 부신피질이라고 하고, 뇌하수체 전엽에 상당하는 호르몬(Gluco Corticoids)과 체내의 이온농도를 조절하는 부신피질호르몬(Mineralo Corticoids)을 분비하고, 또한 그들과 화학구조가 많이 닮은 남성호르몬(Dehydroepiandrosterone)을 분비한다.

한편 부신의 내부인 부신수질은 자율신경의 한 가지인 교감신경의 일부이고, 여기에서는 신경호르몬의 한 가지 메틸옥시도파민(Methyloxydopamine, Adrenaline)이 다량으로 분비된다. 메틸옥시도파민은 혈액 내 포도당량을 급속히 높여 전신적인 활동, 즉 전투를 도와주는 중요한 호르몬으로서 전용된 신경호르몬으로, 부신수질은 전신의 활동성, 전투성을 유지하고, 뇌로 말하면 시상하부 혹은 시상하부의 일부인 뇌하수체 후엽에 상당하는 것이다.

이상과 같은 사실로 인해, 부신은 리틀브레인의 하나로서 전신 활동력의 원천이 되는 〈제2의 뇌〉라고 할 만큼 중요한 곳이다. 그리고 POMC의 일부가 부신피질의 세포분열을 높여 비대하게 하고 인체, 동물체의 활동력, 저항력을 발생시킨다는 것은 POMC의 다른 부분인 ACTH, β-엔돌핀의 활동과 함께 모든 스트레스에 저항해 가는 것이다.

POMC의 기능은 POMC로부터 분할에 의해 만들어진 여러 종류의 호르몬에 의해 생체방어력이라는 생명력이 만들어지고, 또한 인간 정신, 마음을 구동시키는 인내력, 정신력을 만들며, 이것을 'POMC 이야기'라고 한다. 또한 이와 같이 여러 종류의 소형단백질 호르몬 동료를 '패밀리(가족)'라고 한다. 이와 같은 패밀리가 차례로 발견되고 있다.

3. 식욕, 성욕에서 생에 대한 욕구로

소형단백질 호르몬 활동의 장—시상하부

인간의 뇌는 1장에서 서술한 바와 같이 작은 주먹 모양의 뇌간과 그 위에 덮어씌워진 거대한 대뇌, 그 뒤에 감춰진 소뇌, 그리고 뇌간에서 끈과 같이 늘어진 척수로 이루어져 있다. 뇌간은 상위로부터 시상, 중뇌, 교, 연수와 연속되어 있으나 최상위의 시상만은 좌우로 분리되어 있다. 이 시상의 하부로부터 앞쪽 밑에 있는 새 입처럼 생긴 줄기가 나와서 그 줄기 제일 앞에 뇌하수체라는 조그만 뇌가 있고, 시상의 하부는 깔대기형의 특별히 복잡한 모양인데 이것을 특히 시상하부라고 부른다.

이러한 관계를 그림으로 나타내고, 특히 시상하부를 구성하는 여러 개의 소형의 뇌를 〈그림 29〉에 확대하여 나타내었다.

앞에서도 설명한 바와 같이 시상하부는 뇌간의 일부이지만 이것은 뇌간과는 다른 종류이고 가장 원시적인 뇌이다. 인간의 경우에는 이것이 정확히 뇌의 중심에 있고 엄지손가락 끝만 한 조그만 뇌로(약 5g) 그 앞에 콩알만 한 뇌하수체(약 0.5g)가 있다. 시상하부와 뇌하수체는 다른 뇌와 전혀 다르며, 신경만의 뇌가 아니고 호르몬 분비계를 주로 맡는 뇌이다. 또한 발생학적으로도 가장 원시적인 뇌이고, 식욕, 성욕과 같은 인간이나 동물의 생존과 직접 관련되는 욕구를 일으키는 중요한 뇌이다. 인간의 마음을 가장 심층에서 근원적으로 구동하는 뇌이고, 크기는 작지만 인간 대뇌의 전두전야 뒤쪽으로서 심층심리를 생성하는 가장 중요한 뇌이다.

시상하부는 뇌하수체와 모양이 다르고 장소가 떨어져 있으므로 보통 따로따로 기재되어 있지만 기본적으로는 같은 종류의 뇌이다. 뇌하수체는 앞쪽 반의 전엽, 뒤쪽 반의 후엽으로 나뉘는데 후엽은 시상하부가 연장되어 이루어진 뇌이고, 시상하부의 일부에 지나지 않는다. 다만 전엽은 발생학적으로 시상하부에 있는 후엽과 달라 코, 인후부에 있는 호르몬 분비기관이 인간의 성장과 더불어 발달하여, 시상하부가 아래로 처진 후엽에 부착된 것이다.

시상하부라면 시상의 일부라는 느낌이 강하지만 시상과 다른 뇌간의 부분과는 다른 종류의 뇌이다. 실제로는 신경계의 원시형인 호르몬계 뇌이다. 그러나 시상하부는 단지 호르몬 분비의 뇌는 아니다. 신경세포로 만들어진 호르몬 분자가 신경섬유 속

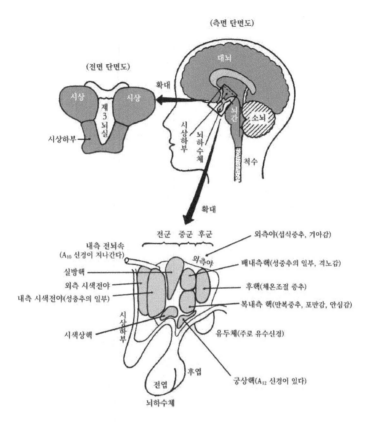

〈그림 29〉 뇌내 소형단백질 활동의 장-시상하부

을 통과하여 말단부에 머물러 신경섬유의 외측을 따라서 흘러 나온 신경전류 자극에 의해 분비되므로 호르몬 분비와 신경전 류 작용이 겹쳐진다(그림 29). 이 현상을 특히 '신경분비'라고 부른다(그림 30).

시상하부는 단백질을 분할한 소형단백질(펩티드)이 호르몬으로 서 사용된다. 그만큼 작용 범위도 좁고, 시상하부의 소형단백질 호르몬은 시상하부에서 내려간 무늬 속을 흐르는 문맥이라는

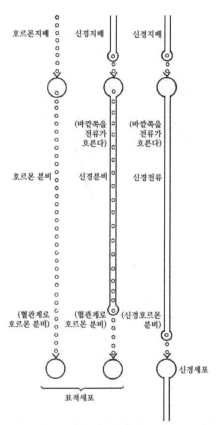

호르몬지배　신경지배　　신경지배

(바깥쪽을　　(바깥쪽을
전류가　　　전류가
흐른다)　　흐른다)

호르몬 분비　신경분비　신경전류

(혈관계로　(혈관계로　(신경호르몬
호르몬 분비)　호르몬 분비)　분비)

신경세포

표적세포

주 : 하얀 원은 호르몬분자

〈그림 30〉 신경분비

모세혈관에 분비되어, 그 밑에 내려간 뇌하수체 전엽의 호르몬 분비만을 지배한다. 그래서 시상하부의 신경분비호르몬은 뇌하수체 전엽호르몬에 대하여 '방출호르몬'이라고 한다.

한편 시상하부의 일부는 연장되어 뇌하수체 후엽이 되고, 여기에서 시상하부 호르몬의 일부가 전신에 작용하는 뇌하수체호

르몬으로서 혈관계에 분비된다. 뇌하수체 후엽은 척추동물이
진화되어 육상에 올라가서, 체내의 수분량을 유지, 조절하기 위
하여 발달한 것으로, 오로지 체내 수분대사를 컨트롤한다. 뇌하
수체 후엽호르몬으로는 바소프레신(Vasopressin), 옥시토신
(Oxytocin)이라는 2종류의 아주 닮은 소형단백질 호르몬(아미노
산 수 9개)이 분비되지만, 이들은 어류 시대의 원시적인 후엽호
르몬이 각각 목적에 따라서 분화한 것이다.

바소프레신의 주요 작용은 수분대사 컨트롤이고, 신장에 작
용하여 수분을 재흡수하여, 항이뇨호르몬(ADH : Anti Diuretic
Hormone)이라고도 부른다. 더욱 흥미 있는 것은 1974년 이래
바소프레신과 ACTH가 각각 장기와 단기 기억의 고정, 유지로
부터 학습에 관계한다는 사실이 실험적으로 보고되어 연구가
활발히 진행되고 있다.

관계가 깊은 식욕과 성욕

시상하부의 식중추는 음식을 먹고 싶다는 섭식(攝食)중추(시상
하부의 외측야)와 음식을 먹고 싶지 않다는 만복(滿腹)중추(시상하
부의 복내측핵)가 각각 좌우 2개 있다. 상호의 위치관계는 중앙
의 제3뇌실의 바로 옆에 소형(지름 약 1㎜) 만복중추가 있고, 그
외측에 큰 섭식중추(만복중추의 약 5배)가 있다. 이 큰 섭식중추
의 속을 두꺼운 내측전뇌속이 통과하고, 그 속을 쾌감을 발생
시키는 A_{10}신경이 지나고 있다. 이러한 까닭에 음식물 섭취가
직접 쾌감의 발생이라는 보수 획득으로 연결된다.

동물실험에서 섭식중추를 파괴하면 식욕을 잃고, 마르고 쇠
약해져 죽어버린다. 그리고 만복중추를 파괴하면 과식해서 죽

어버린다. 인간의 경우 비만인은 만복중추의 활동이 둔감하며, 해부 결과로는 위축되어 있다고 한다. 인류가 발생될 당시는 음식을 구하기 어렵고 항상 기아 상태여서, 만복중추 활동의 필요가 거의 없었지만 현재와 같은 포식시대에는 만복중추의 활동이 부족하면 천벌을 받는다.

식욕은 먹고 싶다는 섭식중추가 활동하든지, 먹고 싶지 않다는 만복중추가 활동하든지 둘 중 하나에 의해 좌우된다. 결국 먹고 싶다, 먹고 싶지 않다 〈양자택일의 원리〉이다. 식욕이 살아가기 위한 가장 원시적인 필수 욕구라면, 그것이 양자택일된다는 사실에는 중요한 의미가 있다. 양자택일이란 전부 아니면 전무라는 것이고, 디지털형이다. 이와 같은 욕구는 인간 마음의 가장 깊은 밑바닥에 깔려 있으며, 마음을 만드는 인간의 대뇌컴퓨터가 시동하느냐 정지하느냐 하는 대뇌컴퓨터의 온오프를 결정한다.

누구든지 좋아하는 일은 하지만 싫어하는 일은 하지 않는다. 만약 이와 같은 욕구의 양자택일이 모순된다면 마음을 파탄시키는 욕구불만(Frustration)을 낳는다.

성욕을 일으키는 성중추는 시상하부 전부(前部)에 좌우 2개씩 있다. 성중추에 관하여는, 규슈대학 의학부 생리학교실이 1980년 이래 수컷 원숭이를 사용하여, 특별히 개발한 전극을 통해 획기적인 성과를 올렸다. 2가지 성중추 중의 한 가지는 시상하부의 최상 전부에 있는 큰 뇌(내측 시색전야, 두께 5㎜, 가로 2㎜, 세로 3㎜)로, 오무라 교수는 성을 〈하고 싶은 뇌〉라고 말한다. 〈하고 싶은 뇌〉는 성행동을 하고 싶을 때 활동하고, 전기를 발생한다. 시상하부로서는 최상위로, 그것만 고급스러운 뇌이고 시색전야(내측과 외측을 포함하여)는 성욕만이 아니라 각종의 욕구를 낳는 뇌라고 지칭한다. 필자는 시색전야를 인간의 각종의 욕구로부터 의욕, 의지를 낳는 근원이 되는 뇌라고 생각한다. '영웅호색'이라는 말처럼 성욕이 강한 사람은 시색전야와 그것에 의한 욕구가 강하고, 강렬한 성격이 되는 것이다. 또한, 외측 시색전야를 A_{10}신경을 포함한 내측전뇌속이 통과했고, 성욕과 쾌감이 서로 관계가 깊다는 것을 뒷받침해 준다.

한편 〈하고 싶은 뇌〉의 바로 뒤에 〈하는 뇌〉[배내측핵(背内側核), 지름 약 1㎜]가 있어서 성행동을 할 때 활동한다. 이 〈하는 뇌〉는 바로 만복중추 위에 위치한다. 배내측핵은 격렬한 분노를 일으키는 뇌라고도 말하기 때문에 수컷 원숭이가 성행동을 할 때 화를 내는지도 모른다. 오무라 교수는 수컷 원숭이를 사용하여 이상의 관계를 분명하게 밝혔지만, 현재 암컷 원숭이를 사용하여 실험을 하는데, 다소의 차이는 있는 것 같다.

식중추와 성중추는 이와 같이 시상하부 내에서 서로 접하고, 그곳을 쾌감을 낳는 A_{10}신경이 통과하는 내측전뇌속이 지난다. 이것은 인간 생명의 근저인 식과 성과 쾌감이 얼마나 관계가 깊은지, 그리고 이러한 사실은 인간의 식욕, 성욕으로부터 인간의 욕망, 업이라는 것을 낳는 근원적인 메커니즘이라는 사실을 깨닫게 한다. 식과 성은 뇌의 구조에서 보더라도 종이 한 장 차이일 정도로 깊은 관계에 있다.

시상하부는 다른 뇌간의 뇌와는 전혀 다르고, 발생학적으로 원시적인 뇌이고, 호르몬 작용이 신경 작용보다 주체가 되어 신경분비라는 특별한 현상이 이루어진다. 이와 같이 시상하부는 호르몬계와 신경계가 혼합되어, 양쪽의 작용을 갖는 신경분

150

비가 있다는 사실로부터 필자는 시상하부는 화학적, 분자적으로 진화된 특별한 뇌라고 생각한다.

또한 뇌에 있어서 필수적인 혈뇌장벽이 시상하부에서는 불완전하다는 특징을 가진다. 그래서 시상하부는 직접 체내물질, 예를 들면 영양물질과 기타 중요한 물질, 분자의 변동을 감지하고, 곧 대처할 수 있는 다른 뇌에서는 할 수 없는 곡예가 가능하다. 이 사실에 관하여 오무라 교수는 '시상하부는 케미컬 센서'라고 지적한다. 필자는 시상하부는 발생학적으로 원시적인 뇌지만 그 원시적, 물질적, 분자적인 성질이 시상하부에서 특별하게 케미컬 센서로서 진화, 발달하였다고 생각한다.

본능 행동을 일으키는 소형단백질 호르몬

시상하부라는 인간 뇌의 중심에 있는 작은 원시적인 뇌에서 식욕, 성욕으로부터 살아가는 데에 필요한 모든 욕구를 발생시킨다는 사실을 알 수 있다. 그러나 욕구라는 본능 행동의 원인이 어떻게 발생하는지는 아직 모른다. 시상하부의 행동 주체는 다른 뇌에서는 눈에 띄지 않는 신경분비 현상이고, 그곳에서 정보전달의 주역이 되는 것은 소형단백질(펩티드) 호르몬이다. 현재 성욕과 행동에 관계되는 2가지의 소형단백질 작용이 상당히 분명하게 밝혀졌다.

그 한 가지는 1971년 발견된 GnRH(성선자극호르몬 방출호르몬의 약자, LHRH라고도 한다)이고, 또 한 가지는 1969년 발견된 TRH(Thyrotropin Releasing Hormone, 갑상선자극호르몬 방출호르몬)이다. 모두 시상하부에 많은 신경분비의 소형단백질 호르몬이다.

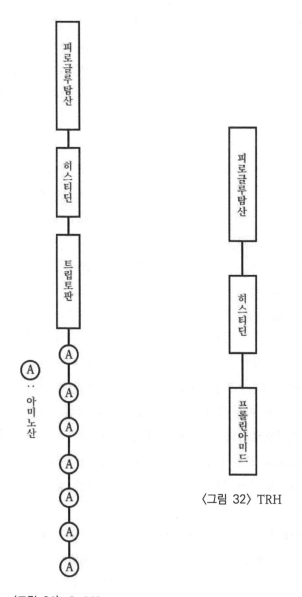

〈그림 31〉 GnRH

〈그림 32〉 TRH

GnRH 구조는 다음과 같이 아미노산이 10개 연결된 것(그중에 말단의 3가지 아미노산 이름만을 나타낸다)이다.

TRH는 다음에서와 같이 GnRH의 일부분이라고 볼 수밖에 없는 것이기 때문에, 여기에서 나타낸 3가지의 아미노산에 상당하는 극히 작은 소형단백질 호르몬이다[트립토판(Tryptophan)이 프롤린아미드(Prolineamide)로 대체됨].

GnRH는 시상하부에서 신경분비되어, 그 이름과 같이 뇌하수체 전엽으로부터 성선자극호르몬(고나도트로핀)을 분비시켜는 호르몬이다. 성선자극호르몬은 뇌하수체 전엽에서 분비되는 단백질 호르몬으로, 아주 흡사한 2가지 종류가 있어서, 그것이 교대로 난소에 작용하여 여성의 성사이클(월경주기)을 맡는다. 그것에 따라서 난소에서 아주 닮은 2종류의 여성호르몬(지질의 스테로이드호르몬으로 여성화를 꾀하는 난포호르몬과 임신 준비를 하는 황체호르몬)이 분비되어, 이들 호르몬의 교묘한 플러스와 마이너스 피드백에 의해 수정란을 품는 난포라는 막을 깨고 알을 배출하며, 배란이라는 아주 어려운 현상이 일어난다.

이와 같이 여성의 성사이클은 2종류의 성선자극호르몬과 2종류의 여성호르몬의 교묘한 상관에 의해 잘 영위되고 있다. 하지만 그것을 조절하고, 지배하는 것이 GnRH이다. 또한 남성의 정자 제조도 GnRH에 의한 성선자극호르몬 분비에 따라 이루어진다.

GnRH 투여로 수컷이 암컷을 유혹하는 아름다운 자태를 취하게 되고, 또한 GnRH가 발정 전기(發情前期)에 방출되면 수컷의 교미행동이 그것보다 조금 늦게 시작된다는 실험 결과도 있다. 난소와 뇌하수체를 가지는 쥐에, 소량의 여성호르몬(난포호르몬)과 미량의 GnRH를 뇌내에 주입하면 8시간에 걸쳐 성행동을 보였다고 한다.

한편, 미국의 신경생리학자 로버트 L. 모스는 50명의 성불구 환자에게 GnRH를 투여하여 약 60%의 환자에게서 성기능상의 효과가 인정되었다고 보고한다. 그리고 GnRH는 뇌의 다른 부위에서도, 전신의 여러 곳에서도 분비되어, 뇌내 마약물질이 전신에서 각종 작용을 하는 것처럼 GnRH도 전신에서 각종 작용을 한다. 그러나 상세한 점은 아직 해석되지 않았다. 그래도 GnRH가 성의 화신으로서, 성욕을 일으키도록 하고, 성행동을 발생시키는 것은 틀림없는 사실이다.

TRH는 그 이름처럼 시상하부에서 신경분비되어, 뇌하수체 전엽의 갑상선자극호르몬을 방출시키는 호르몬이다. 그러나 이 작용은 척추동물로 진화하고 나서 생긴 작용으로, TRH의 일반적인 작용은 신경계를 부활, 활동시킴으로써 뇌를 각성시켜 수면을 방해하고, 각성제처럼 작용하는 것이다. 그 미량($1\mu g$=100만 분의 1g 정도)을 동물의 뇌내(뇌질 내)에 주사하면 동물은 자발운동성으로 인해 제멋대로 다닌다. 이것은 TRH가 대뇌변연계의 측좌핵에 다량으로 분포하고, 그것에 따른 효과가 있기 때문이다.

필자는 이 사실로부터 측좌핵이 동물에도, 인간에게도 행동력을 일으키게 하는 뇌일 것이라고 생각한다. 그리고 2장에서와 같이 측좌핵에는 쾌감을 발생하는 A_{10}신경이 발달해 있고, 쾌감을 발생하는 것과 행동력과는 관계가 깊다. 측좌핵의 A_{10}신경에는 오토리셉터가 있기 때문에 자발운동성으로부터 행동력을 낳는다고 해도, 마이너스 피드백 효과가 있어서 행동에 지나침이 없도록 시스템이 되어 있다고 생각이 된다. TRH가 시상하부와 측좌핵에 다량으로 함유되어 있는 점 외에, 다른 뇌와 전신의 신경계에도 널리 분포해서 각각의 작용을 하고 있다.

이상과 같이 뇌내 소형단백질 호르몬의 일부에는 본능행동을 일으키게 하는 것이 있고, 본능적 욕구, 즉 생에의 욕구를 발생시키는 것이라고 생각된다. 아직 이와 같은 욕구에 관하여 분자 수준의 해석은 되어 있지 않으나, 동물에게 물을 마시는 행동을 그 양에 따라서 엄밀하게 일어나도록 하는 안지오텐신 II (Angiotensin II) 라는 소형단백질 호르몬도 있다. 뇌 속에서도 시상하부를 중심으로 발생하는 욕구는 소형단백질 호르몬 자체의 양에 의존한다고 생각할 수밖에 없다.

또한 시상하부 앞부분에서 시색전야 등이 있는 곳은 전군(前群)이라고 하며, 자율신경의 한 가지 부교감신경의 중추이기도 하다. 또한, 시상하부 가운데 부분에서 복내측핵, 배내측핵 등이 있는 곳은 중군(中群)이라고 부르며, 교감신경의 중추이기도 하다. 이것은 시상하부가 작은 뇌임에도 불구하고 자율신경계와 호르몬계를 지배하고, 체내활동 전부를 지배한다는 것을 뜻한다.

4. 의욕을 불러일으키는 뇌내 소형단백질

뇌내 마약물질에 대한 갈망이 정신적 욕구의 근원

모르핀 등 마약의 최대 공포는 마약의 쾌감에 탐닉하여 마약 없이는 지낼 수 없게 되는 '의존'을 낳는 일이다. 의존에는 정

신적 의존과 신체적 의존이 있고, 정신이라든지 마음을 만드는
신경호르몬인 도파민과 동일한 각성제는 정신적 의존에 머무르
지만, 마약은 신체적 의존과 함께 무서운 금단증상을 낳는다.
그것은 각성제가 가짜 도파민 분자라고 말하는 것으로, 주로
정신 활동을 좌우하는 정도지만 마약의 본원인 뇌내 마약물질
은 그 리셉터가 뇌뿐 아니라 전신의 리틀브레인에 많이 있기
때문에, 그만큼 마약에 대해 강한 신체적 의존이 생겨나는 것
이다.

그런데 이와 같은 강한 마약 의존을 일으키는 것은 마약 기
운이 떨어졌을 때 마약에 대하여 강한 갈망이 생겨나기 때문이
다. 인간의 뇌로부터 전신에 대한 작용은 마약도, 뇌내 마약물
질도 분자 수준에서는 완전히 변화하지 않는다. 모두 뇌내 마
약물질 리셉터에 작용하고, 각종 작용을 발생하지만 가장 중요
한 작용은 진통작용과 쾌감작용을 발생하는 것이고, 쾌감작용
은 A_{10}신경과 관계가 있다고 생각할 수밖에 없다.

이때 뇌내 마약물질도, 마약도 다음에 설명할 A_{10}신경에 작
용하는 신경에 있는 뇌내 마약물질 리셉터와 결합하여 쾌감을
불러일으키는 것이다. 그러나 점차 이것에 익숙해져서 뇌내 마
약물질과 마약을 강하게 원한다. 이것이 습관성이고 의존성이
다. 이 의존성이 생길 때 뇌내 마약물질이나 마약이 떨어지면
강한 갈망이 생기고, 그것이 A_{10}신경을 경유하여 마음을 만드
는 전두전야에 작용하고, 강한 정신적 욕구의 원인이 된다고
생각할 수 있다.

이와 같은 정신적 욕구는 뇌내 마약물질에 한정되지 않고,
다른 소형단백질에 관하여도 말할 수 있으며, 소형단백질 호르

몬의 일부는 A_{10}신경과 같은 신경을 경유하여, 간접적으로 정신적 욕구를 발생시킨다고 생각된다. 일부는 앞서 설명한 GnRH, TRH 등과 같이 호르몬으로서 직접 표적신경세포에 작용하여 신체적 욕구를 낳고, 신체적 행동, 본능적 행동을 무의식적으로 일으킬 것이다. 물론 하나의 소형단백질 호르몬이 정신적 욕구와 신체적 욕구 양쪽을 발생시키는 사실도 충분히 생각할 수 있다. 또한 이상의 관계에 관하여는, '7장 2. 진정한 주역—리셉터 단백질'에서 다시 상세히 설명하겠다.

뇌내 마약물질과 금단증상, 갈망의 관계에 관하여 『사랑의 화학—연애와 뇌의 메커니즘』을 쓴 미국 뉴욕주립 정신의학연구소의 마이클 R. 리보이스는 다음과 같이 말하였다.

'인간은 확실히 인간관계(애정 등)와 직업에 대한 의존성을 갖는다. 그 증거로 그것들을 갑자기 잃어버리면 〈금단증상〉에 빠진다. (중략) 이런 점을 통해서 동물(아마 사람도), 친한 동료와 함께 있을 때는 뇌내 마약물질인 엔돌핀을 분비하도록 유전적인 프로그램이 저장되어 있고, 그 엔돌핀이 불안감 경감과 행복감 발생을 돕고 있을 것이라고 생각된다. 한편, 사회적인 고독감과 가까운 사람과 이별했을 때는 뇌가 엔돌핀 생산을 정지하여 일종의 마약 금단증상에 빠지고, 그 때문에 불안을 느끼고, 공황 상태까지 빠지는 것이다.'

그는 이것을 '애착의 금단증상'이라고 부르고, 이것이 마약중독의 금단증상과 아주 흡사하다는 사실을 설명하고, 마지막으로 다음과 같이 말하였다.

'그러나 사랑하는 것에 대한 갈망에 관하여는, 예를 들면 마약에 대한 갈망처럼 경멸할 필요는 없다. (중략) 이것은 사랑이 우리 인류가 가질 수 있는 가장 강력한 감정이기 때문이다.'

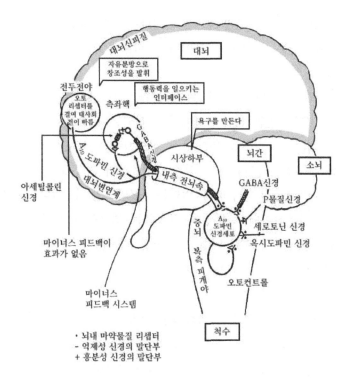

〈그림 33〉 뇌내 마약물질에 의한 A₁₀신경의 조절

감정을 발생시키는 대표적인 신경은 도파민으로 활동하고,
쾌감을 발생시키는 A₁₀신경이 있지만, 이 A₁₀신경이 뇌내 마약
물질에 의해 얼마나 미묘하게 조절(Modulation)되어 있는지,
〈그림 33〉에서와 같이 1980년 영국 케임브리지대학의 실험심
리학자 앤 E. 케리, 수전 D. 아이바센 등에 의해 실험적으로
상세하게 예견할 수 있었다. 그것에 따라 욕구, 의욕, 의지가
어떻게 발생되는지 분자 레벨로 정확하게 실증될 것이다.
  〈그림 33〉은 A₁₀신경이 상위의 대뇌변연계 측좌핵으로부터의
GABA로 활동하는 신경, 또한 상위의 대뇌신피질로부터의

GABA와 P물질(소형단백질 호르몬의 하나로 지각, 통증감각에 관계된다)로 활동하는 신경으로 마이너스 피드백 컨트롤되는 것을 나타낸다.

기타 뇌간의 다른 도파민 관련 분자, 그중에서도 세로토닌(Serotonin)으로 활동하는 신경에서 조절되는 현상을 볼 수 있고, 신경섬유로 스스로를 마이너스 피드백 조절하는 '오토컨트롤'도 볼 수 있다. 그리고 그 각각에 P물질의 경우를 제외하고 모든 뇌내 마약물질 리셉터가 있다는 사실을 알 수 있다. 또한 A$_{10}$신경이 전두전야와 측두엽에 작용하는 경우만은 오토리셉터가 결여되지만, 그 경우 뇌내 마약물질 리셉터가 있는지 없는지가 문제이다.

의지 결정을 조절한다고 생각되는 분자

인간의 마음에 있어서 가장 중요한 전두전야를 중심으로, 대뇌신피질에만 2개의 소형단백질(펩티드) 호르몬이 특별하게 다량으로 존재하며, 그 의미가 주목된다. 이 2개의 소형단백질 호르몬은 'CCK-8'과 'VIP'라고 약칭하는 호르몬으로, 인내력과 같은 정신력 형성에 뇌내 마약물질과 같은 호르몬이 필요한 것처럼 이 두 가지 호르몬은 장래 인간 마음의 창출, 특히 의지 결정에 필요한 호르몬이라고 필자는 생각한다. 다행히 일본에서는 이 방면의 연구에 조예가 깊은 홋카이도대학 의학부의 이토(伊藤眞次) 명예교수가 있다. 여기에서는 이토 교수의 명저 『뇌의 호르몬을 탐구한다』(星和書店, 1985)를 인용하면서 설명하겠다.

CCK(Cholecystokinin : 아미노산 수 33개)는 콜레시스토키닌의 약자로 1928년에 십이지장의 점막으로부터 분비되어 담낭의 수축을 일으키는 소화관의 호르몬으로서 발견되었으나, 1980년 이래 CCK가 대뇌피질에 다량으로 포함되어 있다는 사실을 알았고(쥐 75%), 게다가 뇌내의 CCK의 90% 이상은 CCK의 말단 부분의 8개의 아미노산만으로 만들어진 소형의 'CCK-8'이었다. 또한 CCK-8도, CCK 자체도 C말단에서 7번째에 해당하는 아미노산 티로신에 황산기가 붙어 있다.

1980년 스웨덴 칼로린스카 연구소의 조직학자 T. 핵크펠트 등은 A_{10}신경의 약 반수에 CCK-8이 신경호르몬으로서 도파민과 공존한다는 사실을 발견하였다. 이 사실은 자발운동성을 낳는 측좌핵에 향하는 A_{10}신경에서 특히 현저하고, 반면에 전두 전야로 향하는 A_{10}신경은, CCK-8로 활동하는 신경과 도파민으로 활동하는 신경이 서로 다른 것 같았다.

CCK-8에 관하여 우선 알 수 있었던 작용은 섭식의 조절, 식욕의 억제였으나, 가장 큰 작용은 진정작용이다. 쥐가 안정상태일 때에 CCK-8을 뇌내(뇌질 내)에 주사해도 변화는 없었지만 뇌를 각성시켜 자발운동을 일으키게 하는 TRH 혹은 각성제(Methamphetamine)와 함께 주사하면 각성성도 운동성도 현저하게 억제된다. 이 사실은 CCK-8이 각성제의 도파민 활동을 억제하는 것으로 설명된다. 또한 CCK-8과 아주 닮아 있는 개구리 피부에서 추출한 세르레인이라는 소형단백질 호르몬은 도파민의 과잉활동에 의해 생긴다는 조현병에 상당히 치료 효과가 있다.

또 한 가지의 소형단백질 호르몬인 VIP(Vasoactive Intestinal Peptide : 아미노산 수 28개)는 혈관작용성 소장펩티드의 약자이고, 1970년에 따로 분리, 명명된 소화관의 호르몬이다. 1979

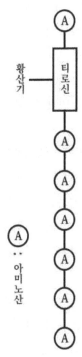

〈그림 34〉 CCK-8

년 이후 VIP도 CCK-8과 마찬가지로 뇌에 다량으로 분포한다는 사실을 알았는데, 더구나 대뇌피질에는 뇌내 총량의 약 65%가 존재했다.

VIP는 뇌에서도 소화관과 같이 모세혈관을 확장하고, 간접적으로 대뇌피질의 활동성을 높인다고 한다. 그리고 VIP를 쥐의 뇌실(측뇌실)에 주사했을 때 도파민의 효과가 강하게 나타나고, 흥분하여 자발운동이 왕성해지는 것으로 보아, VIP는 CCK-8과 반대의 효과를 주는 것 같다. 이와 같이 VIP와 CCK-8은 서로 반대 효과를 주지만, 일반적으로 뇌내의 다수의 소형단백질 호르몬은 이와 같이 서로 견제하고, 도파민과 도파민 관련 분자로 활동하는 신경 작용을 조절한다. 또한 거의 대부분의 뇌내 소형단백질 호르몬이 태아기부터 출현하는 데 비하여, VIP와 CCK-8만은 출생 후 처음으로 출현한다. 이것은 인간의 대뇌 신피질 신경의 수초화가 출생 후 일어나는 현상을 관찰해 보면 주목해야 할 사실이다.

지금까지 설명해 온 뇌내 소형단백질이 어떻게 욕구로부터 의욕, 의지라는 정신력을 발생시키는지 요약해 보겠다.

우선 욕구 가운데 본능적 작동을 일으키는 신체적 욕구가 뇌내의 특별한 소형단백질 호르몬에 의해, 직접 호르몬 작용으로서 살아가기 위하여 일어난다. 이와 같은 욕구는 시상하부를 중심으로 이루어지고, 그곳을 통과하는 A_{10}신경을 구동하여 욕구 충족으로 만족한 쾌감을 발생시키는 것이다.

다음으로, 뇌내 마약물질과 같은 소형단백질 호르몬은 간접적으로 다른 신경을 경유하여 A_{10}신경에 작용하여, 그 결핍에 의한 갈망은 정신적 욕구를 발생시켜 대뇌변연계를 중심으로 의욕을 발생시킨다. 마지막으로 이러한 A_{10}신경을 경유한 욕구, 의지가 대뇌신피질의 전두전야에서 의지를 발동시키는 원인이 되지만, 그곳에서는 CCK-8이 억제성에 작용하여, 마이너스 피드백이 작용하지 않는 자유로운 발상을 억제하고, 인간의 강한 의지로서 발동시키는 것이라고 생각된다. 이와 같이 각종 소형단백질 호르몬의 각각의 작용으로 욕구, 의욕, 의지가 상위의 뇌에서 발동하는 것이겠지만, 그것은 소형단백질 호르몬이 작용하는 시냅스 차이에 의한다고 필자는 생각한다(〈그림 43〉 참조).

이상과 같이 인간의 의지가 결정된다고 생각하였으나, 이것이 마음의 세 가지 성분 중에서 '의'이며, 인간의 일부 디지털화한 아날로그 뇌의 활동의 온오프를 결정한다고 생각할 수 있다. 인간의 마음을 만드는 대뇌컴퓨터는 〈그림 25〉를 중심으로 설명한 것과 마찬가지로, 일부 디지털화된 아날로그 뇌인 대뇌신피질과 아날로그 뇌인 뇌간, 시상하부, 대뇌변연계로 구성되어, 대뇌신피질의 디지털화한 부분을 중심으로 지능으로 대표되는 '지'가, 아날로그 뇌인 대뇌변연계를 중심으로 감정으로 대표되는 '정'이 생성되는 것이라고 생각할 수 있다.

이와 같이 인간의 대뇌컴퓨터로 만들어진 지, 정, 의는 최상위의 전두전야에서 정리가 가능하고, '의'의 온오프에 의해 마음이 창출된다고 생각할 수 있다.

VI. 뇌의 이상은 분자의 이상

* 조현병의 도파민 가설과 조울증의 아민 가설
* 간질병의 GABA 가설과 스트레스병의 항불안약
* 뇌의 장애는 뇌내 소형분자의 활동 이상

1. 조현병의 도파민 가설과
조울증의 아민 가설

조현병의 원인

정신질환과 암은 오래전부터, 원인불명인 불치병이라고 생각되어 왔다. 그러나 분자생물학의 탄생은 생명을 분자 수준으로 해명하고, 암의 본체를 생명의 근원인 DNA의 광란으로 생각하여 암 치료의 전망은 점차 밝아졌다. 이 분자생물학보다 약 25년 늦게, 1980년 인간의 뇌내분자의 활동을 직시하고, 영상을 그릴 수 있는 PET(포지트론CT)의 실용화 등에 의해 분자 수준에서부터 인간 뇌의 해석을 할 수 있게 되었고, 정신질환도 뇌내분자 활동의 광란으로서 취급할 수 있게 되었다.

정신질환은 정신이 인간의 뇌 활동인 이상, 뇌 질병임이 분명하다. 이 정신질환에는 그 병의 원인이 확실한 기질성 정신질환이라고 불리는 것과 현재 원인이 확정되어 있지 않는 내인성 정신질환이라고 불리는 것 2가지가 있다. 내인성 정신질환의 주된 것은 조현병과 조울증이다.

내인성 정신질환은 병력, 원인 모두가 다채롭기 때문에 그 실상을 파악하는 것이 어려웠으나, 이 조현병을 뇌내 분자활동의 광란으로서 정의할 수 있는 '도파민 가설'이 유력시되는 데, 이것은 미국 존스홉킨스대학의 정신약리학자 솔로몬 H. 스나이더(S. H. Snyder)가 약리학적 연구결과를 정리하여 만든 가설이다. 이 가설에 관하여 필자는, 그렇다면 조현병은 보다 직접적으로 지금까지 여러 차례 설명한 A_{10}신경의 과잉활동이라고 생각한다.

조현병(Schizophrenia)은 오래전에는 조발성치매라고 하였으나, 1908년 스위스의 정신의학자 오이겐 브로일라(Eugen Bleuler)가 그리스어의 분열하다(스키조)와 마음(프레)이라는 의미로부터 명명한 것이다. 조현병은 단어의 의미대로 마음이 분열하는 병이고, 예부터 고명한 학자에 의해 '지휘자가 없는 관현악', '현실과의 살아 있는 접촉의 상실', '연료가 없는 엔진', '보관한 곳을 잃어버린 책'으로 불린다.

실제로 조현병은 우선 감정의 분열이 보이고, 감정과 사고가 분리되고, 환자는 냉담해져서 사람과의 사이에 교류가 없어진다. 다음에 일어나는 것은 연상의 분리로, 사고가 정상적이지 않게 된다. 세 번째는 주의의 분열로, 집중을 할 수 없게 되고, 네 번째로는 현실감의 분열로, 자아와 외계의 사이의 현실감이 상실되어 망상, 환각을 일으킨다. 이와 같은 정신질환의 병상은 다채롭지만, 그것이 정신 활동, 즉 마음을 창출시키는 A_{10}신경의 과잉활동이라고 한다면, 감정 과잉에 의해 마음이 붕괴된다고 설명할 수 있을 것이다.

단지, 이 경우 A_{10}신경의 활동에 다른 도파민 관련 분자로 활동하는 무수신경의 작용, 뇌내 마약물질과 같은 소형단백질(펩티드)의 호르몬의 조절작용이 직접 영향을 미치고, 또한 이들을 상위의 대뇌로부터 유수신경이 미묘하게 피드백 조절한다는 사실도 충분히 고려하지 않으면 안 된다.

1935년 각성제(암페타민, Amphetamine)의 약효가 발견되고, 즉시 나르콜렙시(Narcolepsy)라는 낮에도 갑자기 수면을 불러일으키는 질환의 치료에 사용되었으나, 그때 이 약을 주면 조현

166

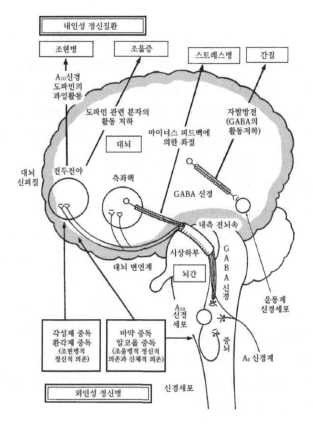

〈그림 35〉 정신질환의 분자메커니즘

병과 닮은 증상이 나타난다는 사실이 발견되었다. 이 사실은 계속하여 2차 세계대전과 대전 후 각성제의 남용으로부터 더더욱 확실해졌고, 그 후 작용 메커니즘의 해명과 함께 각성제가 뇌내신경에 있어서 도파민의 과잉활동을 일으키고, 조현병 증상을 일으킨다는 사실을 알게 되었다.

1970년 스나이더는 쥐의 실험으로, 각성제(암페타민)의 D체〔똑같은 구조이면서 입체구조가 우선성(右旋性)인 것〕와 L체〔좌선성

(左旋性)]의 작용의 차이를 구체적으로 조사하여, 대뇌기저핵의
신경의 말단부(시냅스) 이외에는 D체가 10배나 더 우수한 효과
를 가지지만 도파민이 활동하는 대뇌기저핵은 D체와 L체가 동
등하게 작용한다는 것과 또한 각성제에 의한 이상행동 중에서
운동량의 증가는 옥시도파민(노르아드레날린)에 의해서, 항상 같
은 행동(조현병 행동)은 도파민에 의해서 일어난다고 생각하여,
도파민의 과잉활동이 조현병을 일으킨다는 도파민 가설을 확립
하였다.

한편 이전부터 조현병의 특효약이라는 강력정신안정제(CP제,
Chlorpromazine)가 도파민의 리셉터로의 작용을 차단하는 것이
약리학적으로 증명되었고, 1979년 이 리셉터가 D2리셉터라는
사실이 분명하게 밝혀졌다. 이 발견에는 아직 이론이 있지만,
강력정신안정제가 도파민의 리셉터로의 작용을 억제함으로써
도파민의 과잉활동을 억제하여 조현병을 치료한다는 것은 틀림
없는 사실이다.

1984년, 『분열병이란 무엇인가』라는 조현병의 생물학적 원인
을 PET(포지트론CT)를 사용하여 분자 수준으로 해석한 책이 발
간되었는데, 그 책에서는 다음과 같이 말한다.

도쿄도립 마쓰자와병원의 가토(加藤伸勝) 박사는 "동물실험으
로부터 조현병 증상은 A_{10}신경(중뇌변연계 및 중뇌전두전야 도파민
뉴런)의 기능 이상에 의한 것이다"라고 서술하고, 국립비전(肥前)
요양소의 우치무라(内村英幸) 박사는 "만약 도파민의 작용을 억
제하는 약물에 진짜 치료 효과가 있고, 전두전야의 A_{10}신경에
서 오토리셉터가 결여되었다는 것이 사실이라고 한다면, 대뇌
변연계로부터 전두전야로 통하는 A_{10}신경에 파급되어 조현병이

발현된다고 추론할 수 있을지도 모른다"라고 서술하고 있다.

조현병은 이상과 같이 A$_{10}$신경의 과잉활동이며, 이 경우 마음을 직접 창출하는 전두전야에 오토리셉터를 결여하는 것이 최대 원인이라고 생각된다.

조울증의 메커니즘

그러면 조현병과 함께 일컬어지는 조울증은 어떠한 메커니즘에서 일어나는 것일까? 조울증은 감정이나 기분이 극단적으로 고양된다거나 저하되는 정신질환이다. 기분이 고양되는 것을 조병, 기분이 침하되는 것을 울병, 양쪽을 반복하는 것을 조울병이라고 한다. 요약하면 감정 기복이 너무 큰 정신질환이다. 단지 조울병은 병상기(病相期)를 지나면 회복하고, 조현병과 같이 악성의 경과를 거치는 경우는 적다. 조울병도 조현병도 정상인이라면 누구나가 다소 갖는 경향, 성격이며 각각 조울기질, 분열기질이라고 부른다.

1954년 강력정신안정제의 하나로서 발견된 인디아사목(蛇木)의 성분 레셀핀(Reserpine)은 뇌내 도파민 관련 분자를 그것이 포함되는 신경의 말단부 내의 분비과립으로부터 방출시켜 분비과립을 텅 비게 하고, 그 결과 신경호르몬, 신경의 작용을 정지시켜 정신질환과 고혈압증(말초 자율신경에 작용하여)의 양호한 치료약이 되었다. 그런데 이 레셀핀을 1개월 이상 투여하면 울한 상태가 되어버려, 울증이 도파민 관련 분자의 부족으로 나타나는 것을 보여주었다. 그것을 증명하듯이 뇌내의 도파민 관련 분자를 분해하는 효소(MAO, Mono Amine Oxidase, 모노아민산화효소)의 저해제와 분비된 도파민 관련 분자가 원래의 분

비과립으로 돌아가는 재흡수를 억제하는 삼환계(三環系) 항울제
가 울증의 좋은 치료약이다.

　이상과 같은 사실로부터 조울병에 관하여 1965년에 도파민
관련 분자 속에서도 옥시도파민(노르아드레날린)의 과부족에 의
해 생겨난다는 '아민 가설'이 등장하고, 계속하여 1967년 그것
과 대응하여 활동하는 세로토닌의 결핍에 의해 조울병이 발생
한다는 '세로토닌 가설'이 등장했으며, 1971년에는 울병의 경
우 도파민 감소도 부정할 수 없다는 가설도 제시되었다.

　기타 아세틸콜린의 증가, GABA의 저하가 울병을 발생시킨다
는 등 가설이 난립하지만 기본적으로 조울병은 인간의 뇌내 전
체의 호르몬, 특히 도파민 관련 분자의 신경호르몬이 지나치게
활동한다거나 활동이 지나치게 저하된다거나 하는 데에 그 원
인이 있다고 생각할 수밖에 없다. 그중에서 중심적으로 활동하
는 것은 강력한 각성성 신경호르몬인 옥시도파민이고, 따라서
필자는 조현병이 A_{10}신경 이상으로 발생한다는 것과 마찬가지
로 조울병은 A_6신경 이상에 의해 발생한다고 생각한다.

　조현병과 조울병은 내인성 정신질환으로 대표되지만, 이와
같은 정신질환 증상은 각성제의 만성중독에 의해 조현병 증상
을 나타내는 등 외래 약물에 의해서도 발생한다. 이 사실은 각
성제가 도파민과 매우 닮았고, 게다가 지용성으로 혈뇌장벽을
통과하고 직접적, 간접적으로 신경호르몬, 도파민의 활동성을
고양시키기 때문이다. 따라서 각성제의 작용도 조현병도 분자
수준에서는 똑같다고 생각해도 좋을 것이다.

　마찬가지로 마음, 즉 정신 활동을 착란하는 무서운 약물에
마약(대표적인 예는 모르핀)이 있다. 마약은 뇌내 마약물질의 변

형된, 안정화된 약물이고 A_{10}신경에 있는 리셉터(〈그림 33〉 참조) 등 전신에 있는 모르핀 리셉터(뇌내 마약물질 리셉터)에 작용하여 쾌감을 생기게 함과 동시에 정신적, 신체적 의존을 일으키는 마약중독을 낳는다. 그래서 마약중독은 A_{10}신경, A_6신경을 중심으로 뇌내 마약물질 리셉터가 있는 뇌내의 각종 신경에 작용하는 조울증적 증상일 것이라고 필자는 생각한다.

또한 상용하는 기호품 가운데 뇌에서 마음에 직접 작용하는 것으로 술, 담배, 차가 있다. 이들은 모두가 A_{10}신경에 의한 쾌감을 이끌어 내어 스트레스를 해소하는 것으로, 스트레스가 많은 현대인에게 필요한 것이다. 그러나 담배의 니코틴 중독은 각성제적이며, 알코올은 마약적이라는 사실을 잊어서는 안 된다. 특히 알코올의 만성중독으로 체내에 마약물질이 형성되는 것이 실험적으로 확인되었다. 한편, 차의 성분 카페인의 작용은 신경호르몬인 도파민 관련 분자의 활동에 대하여 간접적이므로, 끓여서 마시는 한 부작용은 적다.

2. 간질병의 GABA 가설과 스트레스병의 항불안약

뇌내신경의 과잉 전기발생

간질은 그리스어의 '갑자기 엄습하다'라는 의미에서 유래한다. 고대 그리스에서는 신이 발작을 일으키는 것이라고 하는 의미에서 '신성병(神聖病)'이라고 불렀다. 그 증상은 돌연한 발작이 특징이며, 의식장애를 동반하는 소발작, 근육운동이 급격히 실조하는 대발작, 의식이 변용하고 특수한 행위가 나타나는 정신운동발작 3가지로 나눌 수 있다. 간질의 원인에 관하여는 여러 가지 생각이 있지만, 기본적으로는 뇌내의 이상방전이고, 뇌파에 이상을 일으키므로 뇌파에 의해 쉽게 진단할 수 있다. 단지 뇌파는 뇌내 전기활동의 총합 결과가 뇌의 외부로 나타났다는 점에서 측정하는 것만으로 뇌내에서 어떠한 분자적 변화가 일어나는가는 전혀 알 수 없다. 그러나 1980년부터 실용화된 PET에 의해 간질에 의한 뇌내 대사이상을 관측할 수 있게 되었다.

발작 시 이상방전의 원인에 관하여는 손상된 신경세포가 무리를 이루는 이상전기발생(빈도수는 1초당 1,000회에 달한다)을 일으키든지, 신경세포를 보호하는 글리아 세포가 손상되고 신경세포 외에 칼륨이온의 농도가 증가하여, 전기발생이 일어나기 쉽다고 말한다. 또한 1개의 신경세포에 대해 과잉 전기발생을 일으킨다는 것이 확인되어, '발작성 탈분극변환(發作性脫分極變換)'이라고 명명되어 있다. 이와 같이 간질은 뇌내의 이상한 전기발생이 직접 원인이 되어 일어난다는 것이 전기생리학 연구에 상당히 자세하게 예측되었다.

1980년부터 1982년에 걸쳐서 프로가바이드(상품명 가브렌)라는 새로운 항간질약이 개발되었다. 프로가바이드는 신경호르몬인 GABA 분자를 크게 한 지용성의 유사체로, 뇌내에서 분해되어 GABA로 되는 성질이 있다. 지용성이기 때문에 혈뇌장벽을 통과하여, 뇌내에서 GABA로서 작용한다. 프로가바이드는 이와 같이 GABA의 전구(前驅)물질이고, 그것은 바로 뇌내신경호르몬인 도파민의 부족(파킨슨병)에 그 전구물질인 아미노산(L-Dopa)이 이용되는 것과 마찬가지로 뇌내에 직접 신경호르몬인 GABA를 효과적으로 주입하는 방식이다.

GABA로 활동하는 신경의 특징은 다른 신경(예를 들면 도파민, 도파민 관련 분자에서 활동하는 신경)의 활동을 억제하는 강한 억제성신경이라는 사실이다.

간질은 뇌내의 이상방전이고, 그것은 뇌내신경의 과잉 전기발생에 의한다. 그리고 GABA에서 활동하는 억제성신경은 이와 같은 과잉 전기발생을 억제하고, 조절하며, 정상화할 수 있다. 그래서 GABA로서 활동할 수 있는 약인 프로가바이드가 혈뇌장벽을 통하여 뇌내에 들어가면, GABA신경을 활동시켜 간질의 원인인 과잉 전기발생을 억제하며, 간질의 치료가 가능하다는 삼단논법이 성립한다. 이것이 간질의 발생원인에 대한 'GABA 가설'이고, 조현병과 조울병의 원인이 도파민, 옥시도파민 등의 이상에 의한 것처럼 간질은 신경호르몬인 GABA의 활동의 이상과 부족에 의한 것이라는 생각이다.

GABA는 우선, 대뇌신피질에서 주로 활동하는 신경호르몬인 글루탐산과 아세틸콜린의 흥분성 활동을 억제한다. 계속하여 대뇌, 소뇌, 운동신경계를 포함한 운동계를 억제하고, 마지막으로 감정을 만들어 내는 원인이 되는 도파민 관련 분자로 활동하여 뇌내에 널리 분포하는 무수신경을 억제할 것이다. GABA로 활동하는 신경의 작용이 약하고 이들을 억제할 수 없게 되면, 흥분에 제한이 없어져 소발작, 대발작, 정신운동발작 등을 일으킨다고 생각된다.

지금까지의 간질 치료약의 역사를 거슬러 올라가 보아도 간질이 GABA로 활동하는 신경의 '활동부족(억제부족)이었다는 점을 알 수 있다. 가장 오래된 항간질약은 1912년부터 사용된

수면제의 하나인 페노바르비탈(Phenobarbital)이고, 다음에 등
장한 것이 이것과 화학구조가 닮은 페니토인(Phenytoin)이다.
그 후 이들과 화학구조가 닮은 항간질약이 속속 나왔다가 사라
졌으나 1962년에 카르바마제핀(Carbamazepine), 1964년에 바
르프로산(GABA와 흡사함)이 나와 치료약의 주류가 되었다.
　거기에다가 항불안약(온화정신안정제)으로, GABA로 활동하는
신경의 활동을 촉진하는 BZ제(벤조지아제핀유도체)를 자주 사용
한다.

신경의 흥분성과 억제성

　이들 항간질제 중에서 페니토인만은 칼슘이온을 감소시켜 전
기발생을 하는 나트륨이온의 활동을 정상화한다고 말하지만,
그 이외의 모든 항간질제는 GABA의 정보를 받는 GABA 리셉
터로 정리하여 설명할 수 있다. 그래서 1981년경부터 생각하
기 시작했던 시냅스에서 신경호르몬이 작용하는 표적세포 표면
의 GABA 리셉터 및 그것과 닮은 아세틸콜린 리셉터의 개요를
모형화하여 표시하였다.
　리셉터(수용체)는 호르몬의 정보를 받는 단백질이다. 신경호르
몬의 경우 시냅스에 있어서 표적세포의 세포표면으로 된 세포
막에 끼워진 형태의 단백질이고, 그 대부분은 중앙에 전하를
갖는 이온의 통로(채널)를 갖는다. 〈그림 36〉의 위는 신경호르
몬이 작용하는 표적세포 표면세포막의 입체적 모형도이고, 그
림 아래는 그 단면도이다. 흰 동그라미가 신경호르몬이고, 리셉
터 단백질의 표면에 작용하고 결합하여 정보를 전달한다. 리셉
터 표면에 있는 끈은 당(糖) 사슬이라고 부르고, 당분자가 다수

174

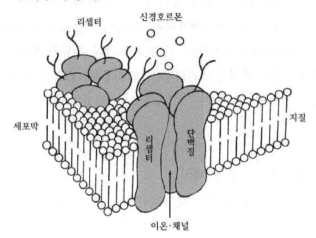

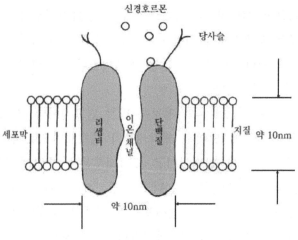

<그림 36> 리셉터의 구조

의 사슬 모양으로 결합된 것으로 리셉터에 있어서는 호르몬을
식별하는 촉각(触角)과 같은 것이다.

이 리셉터의 중앙을 통과하는 채널에는 플러스 이온(양전하를
갖는 이온)이 통과하는 채널과 마이너스 이온(음전하를 갖는 이온)
이 통과하는 채널이 있고, 정지 시에는 폐쇄되어 있지만, 신경
호르몬이 작용하면 열린다. 플러스 이온에는 나트륨이온과 칼
륨이온, 마이너스 이온에는 염소이온이 있다. 이것들은 1가의
이온이지만 이 외에는 2가의 칼슘이온 채널이 있다. 이 경우
세포막의 바깥쪽에는 나트륨이온, 염소이온, 칼슘이온이 많고,
안쪽에는 칼륨이온이 많다.

리셉터가 있는 표적신경의 세포막은 안쪽과 바깥쪽에서 이온
의 농도차에 의한 전위차를 가진다. 통상 세포막 안쪽이 마이
너스 전위로 되어 있고, 이것을 '정지전위'라고 한다. 이 전위
가 감소하면, 그만큼 전위를 플러스의 방향으로 움직임으로써
전기가 발생하고, 그 결과 표적신경세포는 활동한다. 이것을 신
경이 '흥분'했다고 한다. 이 경우의 전위는 '시냅스 전위'라고
하며, 이 전위의 자극에 의해 표적 신경세포에 신경전류가 발
생하는 것이 신경의 흥분이다.

이것과 반대로, 만약 마이너스의 정지전위가 증대하는 방향
으로 움직인다면 그만큼 시냅스의 전위 발생이 생기기 어렵게
되고, 표적신경세포의 활동은 억제되어 신경은 '억제'되었다고
말한다.

GABA 리셉터의 경우, 채널은 염소이온의 채널이고, 〈그림
37〉의 B에서와 같이 채널의 주위에 GABA 리셉터가 작용하여
결합하면 채널이 열리고, 바깥쪽에 많은 염소이온이 세포막을

176

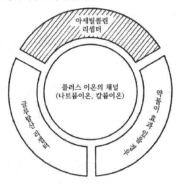

A. 흥분성의 경우의 횡단 모식도

아세틸콜린
리셉터

플러스 이온의 채널
(나트륨이온, 칼륨이온)

글루탐산 리셉터

약물이

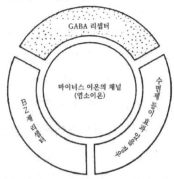

B. 억제성의 경우의 횡단 모식도

GABA 리셉터

마이너스 이온의 채널
(염소이온)

수면제 등이

BZ제 리셉터

〈그림 37〉 GABA 리셉터와 아세틸콜린 리셉터

자유롭게 통과함으로써 안쪽에 유입된다. 마이너스의 염소이온
이 유입된다면 세포 내의 전위는 마이너스 방향으로 움직여 표
적신경세포의 활동은 억제되고, GABA신경의 억제작용이 된다.

〈그림 37〉의 A는 플러스 이온 채널을 나타낸다. 이 경우는
나트륨이온도, 칼륨이온도 통과할 수 있다. 이 플러스 이온의
채널에는 신경호르몬인 아세틸콜린의 리셉터가 결합하고, 신경
호르몬인 글루탐산과 그것과 아주 닮은 아스파라긴산의 리셉터

도 마찬가지로 결합할 것이다. 더욱이 각종 약물이 효과가 있는 장소도 있을 것이다.

신경호르몬으로서 아세틸콜린도, 글루탐산도 리셉터와 결합한 경우 플러스 이온의 채널이 열리고, 표적신경세포막의 바깥쪽에 많은 나트륨이온의 영향이 강해지기 때문에 세포 내의 전위는 플러스 방향으로 움직이고, 시냅스전위가 발생한다. 이 전기발생에 자극되어 표적 신경세포의 전류발생을 낳고, 표적신경세포가 흥분하기 시작한다.

이와 같이 전기가 발생하고 흥분하는 작용에 중단을 유도하는 것이 신경호르몬 GABA의 억제작용이다. GABA와 마찬가지로 억제성을 유발하는 신경호르몬에는 가장 간단한 화학구조의 아미노산인 글리신이 있다. 글리신은 주로 척수, 연수 등 하위의 뇌에서 작용한다. 대뇌와 같은 상위의 뇌, 그중에서도 대뇌기저핵과 시상하부에서는 GABA의 농도가 높고, 주로 GABA가 활동한다. 또한 GABA와 닮아서 황산기를 갖는 변형 아미노산인 타우린은 최상위의 대뇌신피질, 대뇌기저핵, 소뇌피질에 많고 억제성으로 작용한다.

GABA 자신은 물론, 뇌내에서 GABA가 되는 약인 프로가바이드는 GABA 리셉터에 작용하고, 억제성을 가진다. 그것에 준하여, 항불안약 BZ제, 수면제 페노바비탈도 각각의 리셉터에 결합하고, 억제성으로 작용하여 뇌를 진정시킴과 동시에 수면을 유도한다. 또한 GABA와 닮은 바르프로산도 마찬가지로 작용할 것이다. 또한 상세하게 설명하지는 않겠지만 도파민과 도파민 관련 분자로 작용하는 신경은 억제성으로 작용하고, 아세틸콜린만은 흥분성으로 작용한다.

178

이와 같이 신경의 흥분성과 억제성 면에서 보아도, 도파민 관련 분자로 활동하는 신경의 이상을 중심으로 조현병, 조울병이 발생하고, 이 신경을 조절하는 GABA로 활동하는 신경의 이상으로 간질의 정신운동발작과 다음에 말할 스트레스병(특히 히스테리)이 발생한다는 일련의 분자모형을 생각할 수 있다.

스트레스병은 마이너스 피드백 회로의 이상

누구나 아는 마음의 병에 스트레스병이 있다. 스트레스병은 불안, 불만, 공포, 욕구 등의 스트레스에 의한 마음의 이상으로 누구에게나 발생하는 병이고, 그 병의 증상은 다양하다. 뇌내의 본질적인 이상(유전적 이상이 많다)에 의해 발생하는 정신질환과는 다르고, 신경계의 이상에 의한 질환이라는 점에서 신경증(노이로제, 신경쇠약, 히스테리를 포함)이라고 말한다. 그러나 1936년 캐나다의 내분비학자 한스 셀리에에 의해 스트레스 학설이 탄생하고, 그것이 정착함과 아울러 현재는 일반적으로 '스트레스병'이라고 말한다.

스트레스병과 관계가 깊은 병에 신체적 요소가 강한 심신증, 자율신경실조증이 있고, 또한 스트레스병 자체도 각각 불안신경증, 강박신경증, 항울신경증, 이인신경증 등으로 세분한다. 이와 같이 스트레스병은 십인십색(十人十色)이라고 할 정도로 다양하다. 그러나 그것은 마음이 개인마다 서로 다르기 때문이고 치료약의 면에서 본다면 비교적 간단하게 정리될 수 있다.

스트레스병의 치료약으로서는 온화정신안정제라고 부르는 항불안약이 주를 이루지만, 그것보다 BZ제(각종 벤조지아제핀유도체)가 부작용도 적고 양호하여, 현재는 대부분 BZ제로 사용한다. BZ제란 말할 것도 없이 신경호르몬, GABA로 활동하는 신경 활동을 높이는 약이고, 다음과 같이 생각한다면 약효의 입장에서 스트레스병을 이해할 수 있다.

감정양성의 원인은 2장과 3장에서 설명한 것과 마찬가지로 A_{10}신경을 중심으로 도파민, 도파민 관련 분자에서 활동하는 원시적인 광역분포의 무수신경이고, 그것에 의해 뇌간을 중심으로 아날로그뇌가 만들어진다. 반면에, 일부 디지털화한 뇌인 대뇌는 주로 진화된 유수신경에 의해 구축되어 아날로그뇌의 활동을 섬세하게 마이너스 피드백 조절을 통하여, 호메오스타시스(항상성)로 정상적인 인간의 뇌 활동이 이루어진다(〈그림 25〉 참조). 직접적으로 A_{10}신경을 피드백 조절하는 신경은 주로 대뇌변연계의 측좌핵에서 GABA로 활동하는 유수신경섬유이다.

그리고 스트레스병은 스트레스에 의한 마이너스 피드백 회로의 이상이고, BZ제로 GABA신경의 활동을 돕는다면 정상화된다. 따라서 감정양성의 원인인 A_{10}신경을 중심으로 도파민, 도파민 관련 분자로 활동하는 신경의 이상을 BZ제에 의해 GABA로 활동하는 신경을 경유하여 정상화된다면 스트레스병은 치유된다.

간질이 인간의 뇌내 각각의 장소에 본질적인 GABA신경의 실조(失調)가 발생하는데 반하여, 스트레스병의 경우는 스트레스에 의해 감정양성 신경의 마이너스 피드백 회로에 불협화음이 생겨나는 것일 뿐이다. 따라서 어떤 경우도 항불안약, 즉 BZ제에 의해 치료할 수 있다. 간질과 스트레스병은 무관한 것처럼 생각이 되지만, BZ제, GABA로 활동하는 신경을 통하여 의외로 관계가 깊은 것은 아닐까 한다.

여기에서 이야기가 비약되지만 1985년 8월의 뉴스를 전하고
자 한다. 미국 워싱턴의 NIMH(국립정신위생연구소)의 임상약리
학자 엘미소 코스타 등이 '불안펩티드(불안성 소형단백질)'라는
뇌내 단백질(아미노산 수 105개, 분자량 11,000)을 발견한 것이
과학잡지 『사이언스』(227권)에 보고되었다. 불안펩티드는 뇌내
에서 감정을 구동시키고 GABA도 많이 분포하는 시상하부, 편
도핵에 많이 존재하고, BZ제 리셉터에 작용한다. 이것은 누구
에게나 발생하는 불안이라는 정신현상이 분자 수준에서 해결될
수 있다는 것을 의미한다. 또한 불안펩티드로 스트레스병이 나
타난 경우 GABA를 분비시킨다면 불안을 해소할 수 있다고 생
각하였다.

처음으로 불안을 해소하는 항불안약이 경험적으로 발견되고,
다음으로 항불안약의 리셉터가 해명되었다. 항불안약은 인공
물질이지만, 항불안약 리셉터는 인간에게 존재했던 것이고, 인
간이 정신현상의 하나인 불안에 적용하기 위하여 만들어진 것
이다. 마지막으로, 인간 자신이 만드는 정신적 불안을 발생시키
는 소형단백질(펩티드)이 발견되었다. 이것은 마약 리셉터가 우
선 발견되고, 다음으로 뇌내 마약물질이라는 소형단백질이 발
견되어, 그것에 의해 인내력이라는 정신력까지 설명이 가능하
다는 사실과 때를 같이한다. 수면에 관하여도 수면 호르몬, 세
로토닌의 활동만이 아니라, 그 기본이 되는 현상이지만 가까운
장래에 소형단백질이 수면의 주역이 될 가능성은 충분히 있다.

지금까지 정신현상, 즉 마음은 인간의 대뇌 가운데서도 가장
진화한 전두전야가 창출하는 정보로 전두전야라는 가장 우수한
디지털화된 아날로그형 컴퓨터가 만드는 최고급 정보라고 생각

했다. 그러나 정신현상 그 자체라고 할 수 있는 불안, 인내력으로부터 그 근저의 수면까지 심층심리 현상이 다음으로 큰 정보량을 갖는 소형단백질 호르몬에 의해 발생한다는 사실을 알게 되었다. 호르몬 현상이기 때문에 전체적으로는 아날로그적이고, 그 총량으로 결정하는 경우만 전부 아니면 전무의 디지털화이고, 이와 같은 호르몬 현상에 의해 감정과 의욕이 발생한다는 사실은 지금까지 설명했다. 소형단백질 호르몬은 이와 같은 현상, 활동의 근원이고, 이 호르몬의 활동에 의해 마음의 절반, 아날로그 뇌에 의한 부분의 활동이 앞으로는 상당히 물질적으로, 분자적으로 설명될 것이다.

3. 뇌의 장애는 뇌내 소형분자의 활동 이상

인간의 뇌 질병

정신질환은 각각의 가설에 의해 뇌내 소형분자의 활동 이상 상태로서 설명되었다. 반대로, 뇌내 소형분자에 활동 이상상태가 있다면 정신질환에 한하지 않고, 각종 뇌장애가 발생할 것이다. 그중에서는 분자활동의 이상상태로부터 뇌의 병의 원인이 해명된 것도 있기 때문에 인간의 뇌 신경호르몬의 이상에 의한 병을 중심으로, 인간의 뇌의 병을 정리해 보겠다(그림 38). 그림의 상반부에는 신경호르몬의 과잉활동에 의한 병, 하반부에는 그 활동저하에 의한 병을 나타낸다. 또한, 인간의 뇌의 전반부 방향에는 정신계 병을, 후반부 방향에는 운동계 병을 나타낸다. 틀 속은 그 이외의 병이다.

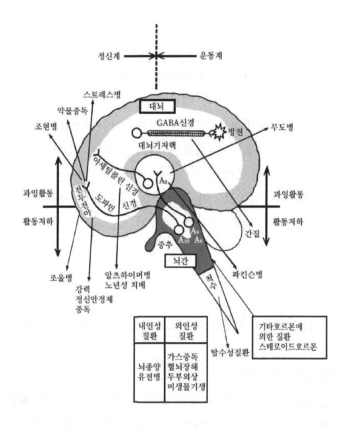

〈그림 38〉 정신질환을 중심으로 한 인간의 뇌장애

　우선 A₁₀신경의 과잉활동으로 조현병, 약물중독이 발생한다.
A₁₀신경을 조절하는 GABA신경의 활동 이상상태에서 스트레스
병이라는 신경증, 심신증 등이 발생한다. 반대로, A₁₀신경을 중
심으로 그러한 광역분포의 무수신경 활동 부족으로 조울병을
낳고, GABA신경의 활동 실조로 간질이 생겨난다. 강력정신안
정제를 많이 사용하면 울병을 발생시킨다.
　A₉신경, A₈신경은 A₁₀신경과 완전히 동질의 도파민으로 활동

하는 무수신경이고, 2장에서 설명한 것과 같이 대뇌기저핵에 작용하고, 운동계의 미세조정을 하여 인간 감정의 이면인 표정, 태도를 만든다. 이 A_9신경, A_8신경에 있어서 도파민 부족은 운동 실조를 발생시켜, 근육이 단단해지고(筋拘縮), 동작이 완만하고(無動症), 정지 시에 떨리는(振戰) 현상을 낳고, 표정을 바꾸지 않고(가면얼굴 모양), 50~60세의 고령에서 많이 발생하는 파킨슨병의 원인이 된다.

도파민 자체는 혈뇌장벽을 통과할 수 없고, 약이 될 수 없다. 그래서 도파민의 전구물질인 아미노산 도파를 주면, 이것은 아미노산이기 때문에 혈액-뇌관문을 통과하고, 뇌내에서 도파민으로 바뀌어, 파킨슨병의 특효약이 된다. 단지 부작용도 당연히 있고, A_{10}신경을 활동시켜 자기 마음대로, 그리고 색정적이 되도록 감정을 부채질한다. A_9신경과 닮은 A_{10}신경실조의 특효약 클로르프로마진(CP제)은 A_9신경에도 효과가 있는데, 도파민 활동을 줄이고, 부작용으로서 파킨슨병과 같은 증상을 나타낸다. 또한 파킨슨병은 1979년 동물실험에 의한 뇌 이식으로 기능 개선에 성공하고, 파킨슨병 환자에게 자신의 부신(도파민을 분비한다)을 뇌에 이식하여 성공하였다는 이야기를 들었다. 한편 파킨슨병과 반대로, 신체가 과도하게 움직이는 무도병〔舞蹈病, 그 중에도 헌팅턴 무도병(Huntington's Chorea)〕은 도파민 과잉활동으로 생기고, 도파요법의 부작용으로도 생긴다.

노년성 치매와 유전질환

인간의 뇌 신경세포는 성숙기를 지나면 수가 줄고 위축되어, 뇌중량은 80세에는 10% 정도가 손실된다. 고령에 따른 신경세포 감소는 진화된 대뇌신피질(특히 전두엽과 측두엽)에서 현저하며, 계통발생학적으로 오래된 뇌간과 대뇌기저핵은 비교적 가볍다. 이 경우, 신경세포에 위축, 팽창하강, 지방색소과립의 침착 등이 보이고, 신경세포 활동은 저하되고, 지능저하, 기억장애, 정서불안 등을 낳고, 인격이 차례로 상실된다. '노년성 치매'가 바로 그것이다.

노년성 치매 중에서 초로기(45~60세)에 발병하는 '알츠하이머병'이라는 특징적인 초로기 치매가 있다. 알츠하이머병의 증상은 일반적인 노년성 치매와 닮았으나, 몇 가지 확실한 차이가 있다. 이 병의 초기에는, 환자는 정교하지만 틀린 이야기를 하고, 자기의 장애를 감추려고 한다. 복잡한 운동을 하는 능력과 타인의 말과 지각한 물체의 의미를 이해하는 능력에 장애가 발생한다. 그리고 기억력이 나빠져서 불을 끄는 것, 열쇠를 잠그는 것을 잊어버리거나, 이름도 잊어버린다거나, 간단한 계산을 할 수 없다. 또한 운동 실조로서는 파킨슨병과 흡사한 인형 같은 동작을 보인다. 게다가 알츠하이머병에는 대뇌피질에 특징적인 노인반점이 보이고, 대뇌피질이 특히 침해당하는 특징이 있다. 현재 치료법은 없고, 발병으로부터 3~10년 이내에 식물인간이 되거나 사망한다.

1976년, 영국의 에딘버러대학 의학부의 피터 데이비스와 런던의 신경병연구소의 데이비드 보웬은 알츠하이머병 환자에 명백한 분자적 이상이 있다는 사실을 보고하였다. 그들은 환자의 대뇌변연계(해마라는 기억에 관계가 깊은 곳)에서, CAT(Choline Acetyl Transferase)라는 효소가 정상의 90%나 감소하였다는 사실을 발견하였다. 이 효소는 신경호르몬에서 아세틸콜린을 합성하는 효소, 그 감소는 대뇌피질, 특히 해마에서, 그 활동의 중심이 되는 아세틸콜린으로 활동하는 신경의 신경섬유 말단부가 소실되어 있음을 보여준다. 한편, 정상적인 노화 과정은 CAT만의 활성저하는 보이지 않는다. 그리고 알츠하이머병의 대뇌피질은 아세틸콜린 리셉터 수가 정상에 비하여 변화하지 않는다는 사실도 확인되었다.

그 후 대뇌변연계〔내측 중격핵과 그 옆의 대각대핵(對角帶核)〕 및 이것과 나란히 대뇌기저핵에서 대뇌신피질 전체로 넓게 분포한다. 아세틸콜린으로 활동하는 대형의 신경 실조에 의한다는 사실이 대략 확인되었다. 1981년에는 대뇌기저핵 기저부에 있는 무명질(無名質, 마이넬트 기저핵)의 아세틸콜린으로 활동하는 대형 신경세포의 탈락이 확인되었다.

뇌의 유전성질환에는 대사이상이 많고, 정신 활동 지체를 불러일으킨다. 그 대표로 '페닐케톤뇨증(Phenylketonuria)'이 있다. 간장에서 효소(Phenylalanine Hydroxylase) 결손에 의한 아미노산, 페닐알라닌보다 티로신이 합성되지 않고, 페닐알타닌의 혈중 증가, 축적과 더불어 티로신, 그것으로부터 만들어지는 도파민 관련 분자, 또한 그러고 나서 만들어지는 멜라닌 색소의 감소를 일으키고, 방치하면 생후 반년부터 각종 정신이상을 나타낸다. 간질 발작을 일으키기 쉽고, 피부, 머리카락 색소는 결핍된다. 아기에게 생후 3개월 이전에 페닐알라닌을 먹이는 것으로 지능저하와 증상 발현을 방지할 수 있다. 이러한 대사이상의 유전성 치매에는 아미노산 대사이상(페닐케톤뇨증, 티로신혈증), 지질 대사이상(Gangliosidosis), 당질 대사이상(갈락토스혈증), 핵산 대사이상(소아 통풍인 레슈-나이한증), 염색체 이상(다운

증후군), 내분비 장애(크레틴병) 등이 있다.

외래감염성 뇌 질병에는 매독(원충에 의한), 뇌염(비루스성), 수막염(비루스성), 뇌말라리아(원충에 의한) 등이 있고, 또한 외래외상성의 것에 두부 외상, 혈행장애, 가스중독 등이 있다. 또한 간뇌질환이라는 간장에서 유래한 것으로, 류머티즘 같은 병이 있다. 탈수성 질환은 유수신경의 생명이며, 특징인 수초의 붕괴와 탈락을 초래하는 질환이다. 감염증후의 뇌척수염 등에 의한 다발성 경화증, 진행성 다소성 백질뇌증 등이 있다. 성호르몬과 같은 스테로이드호르몬은 모든 뇌세포에 침입하고, 신경세포의 유전자 DNA에 강한 영향을 준다. 그와 같은 이상에 의한 뇌질환은 여러 가지가 있고, 또한 다른 호르몬에 의한 뇌질환도 다수 있을 것이다.

이런 각종 뇌장애는 앞으로 분자 수준으로 탐구되어야 하는 중요한 과제이다. 정신질환을 중심으로 한 뇌의 장애를 가능한 한 정리하여 분자 수준에서 생각해 보았다. 그러나 인간의 뇌는 전체적으로 기능하고, 활동하고, 대뇌, 소뇌, 뇌간이 따로따로 활동하는 것은 아니라는 것을 잊어서는 안 된다. 다양한 인간의 뇌 질병은 모두 분자 수준에서는 서로 관계가 있다. 그러나 인간의 뇌라고 해도, 체내 장기의 하나가 인간에게만 특별히 거대하게 발달한 것이고, 뇌는 전신의 일부이기 때문에 분자 수준으로 신체와 서로 영향을 준다.

인간 사회의 현대화의 영향도 무시할 수 없다. 현대화는 인간의 생활을 근육노동에서 두뇌노동으로 바꾸어, 차례로 발생하는 현대적 스트레스에 의해 과잉적인 감각자극을 받도록 하였다. 원래 신경과 근육이 함께, 동물의 신체를 움직이고 행동

하도록 하기 때문에 진화 발달한 것으로 신경과 근육 양쪽을
합쳐서 사용하지 않는다면 불균형을 낳고, 마비되고, 위축된다.
인류의 발생 당시는 근육 운동에 따라서 신경, 뇌가 작용하도
록 모순 없는 시스템이 구축되어 있었다. 그러나 현대화는 뇌
의 활동만을 높이고, 근육의 사용을 점차 기계로 대체하였기
때문에 신경과 근육의 활동 사이에 커다란 불균형이 점점 발생
하고 있다. 게다가 현대화에 의한 과잉 스트레스가 겹쳐서 뇌
의 장애가 가속적으로 증가하고 있다.

VII. 마음의 건강을 유지하기 위하여

* 전신에 있는 '소형의 뇌'를 단련한다
* 진정한 주역—리셉터 단백질

1. 전신에 있는 '소형의 뇌'를 단련한다

자율신경절은 리틀브레인

인간의 뇌를 말한다면 누구든지 머릿속에 갖고 있고, 마음이라는 정보의 창출을 할 수 있는 특별하고 거대한 〈뇌 컴퓨터〉를 생각한다. 하지만 소형의 리틀브레인이라는 〈뇌〉가 인간의 전신에 산재하고, 뇌로서 중요한 활동을 한다. 1966년, 구루메 대학 의학부 생리학교실의 고우게츠(纐纈教三) 교수는 소형 뇌의 하나인 내장신경절을 〈리틀브레인〉이라 부르고, 인간의 뇌에 있는 거대한 뇌(BIG BRAIN)와 마찬가지로 약물에 반응한다는 점에서 거대한 뇌의 축소형(Miniature)이고, 그 모델로서 연구할 수 있다고 주장하였다.

인간의 신체는 견해에 따라서는 크게 두 부분으로 나눌 수 있다. 즉 두 개의 운동 시스템으로 이루어져 있다. 하나는 뼈를 움직이고, 수족을 움직이는 골격근을 사용하여 인간으로서 행동을 하게 하는 시스템이고, 또 한 가지는 인간이 살아가기 위한 내장을 무의식이고, 자동적으로 움직이는 시스템이다.

골격근은 척추동물이 되어 진화, 발달한 근육으로, 뇌 속에서도 척추에서 나오는 운동신경이라고 부르는 진화된 유수신경의 말초신경에 의해 신속하게 움직인다. 그 반면에, 내장의 근육(평활근이라고 한다)을 무의식적으로 자동적으로 움직이도록 하고, 생명을 유지하는 신경은 자율신경이라고 불리며, 운동신경의 일종이지만 하등동물(무척추동물) 시대부터 있었던 신경이 잔존한 것으로, 주로 무수신경이다.

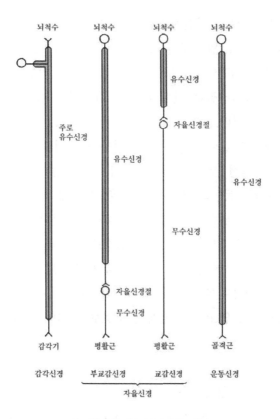

〈그림 39〉 각 신경계의 기본

감히 자율신경은 주로 무수신경이라고 표현한 것은 자율신경의 특징이 원시적인 무수신경에 있기 때문인데, 정확히는 뇌척수 쪽의 유수신경과 내장 쪽 무수신경 2가지로 구성되어, 이 2가지의 신경 사이에는 접속부(시냅스)가 있다. 그리고 이 부분에 다수의 신경이 모여서 '자율신경절'을 만든다. 이 자율신경절은 전신의 내장, 혈관계 등에 널리 분포, 산재하고, 그 한 가지 내장신경절을 리틀브레인이라고 부른다. 그러나 필자는 이 개념을 확산하여, 모든 자율신경절을 리틀브레인이라고 부르고 싶다. 또한 내장의 일부에는 그 장소만을 자동적으로 활동하는 신경세포의 대집단이 있어서 '신경총(神經叢)'이라고 부른다. 이 신경총은 자율신경절과 관계가 깊기 때문에 여기에서는 리틀브레인에 포함시킨다.

〈그림 39〉와 같이 운동신경의 경우에는 리틀브레인(자율신경절)이 없고, 직접 두꺼운 유수신경이 골격근을 지배하고 있다. 이 사실은 척추동물의 신속하고 강한 운동에 잘 적응하고, 방해가 되는 리틀브레인을 없애도록 하면서 진화했다고 생각된다. 감각을 신속하게 느끼는 감각신경도 빠르게 감각을 감수하기 때문에 리틀브레인은 없고, 신경세포 자체도 신경정보가 통과하는 신경섬유에서 떨어져 있다. 이 사실은 신경섬유(세포체)에 방해를 받지 않고 신속하게 감각정보가 뇌에 전달되는 것을 나타낸다.

교감신경과 부교감신경

자율신경은 2가지의 신경계로 이루어져, 서로 균형을 이루면서 작용하고 내장, 혈관 등을 교묘하게 조절한다. 이 신경계의 하나는 '교감신경'이라고 부르는데, 교감신경 전체로는 인간을 각성시키고, 활동시키는 신경이다. 또 다른 한 가지는 '부교감신경'이라 부르고, 교감신경의 활동을 미묘하게 조설하고, 인간을 부드럽게 활동시키는 신경이다. 교감신경의 〈교감〉이란, 로마의 의성(醫聖) 클라우쥬드 갈레노스가 '신경이 전신에 퍼져 서로 연락하고 활동한다'라고 한 말에서 만들어진 명칭으로, 신경이 전신으로 교향곡을 연주하도록 활동하기 때문이고, 이것이

교감신경이라는 신경의 본질이다. 즉, 교감신경은 각각 따로따로 기능하는 것이 아니라 전신에 작용한다는 점이 중요하다.

교감신경은 아침에 눈을 뜸과 동시에 활동하기 시작하여 하루의 활동을 구동하고, 교감신경 활동이 누그러지면 잠을 잔다. 자, 운동하자, 공부하자라고 말할 때, 전신의 교감신경은 최대로 활동한다. 이때 피부와 내장의 가는 동맥과 모세혈관은 강하게 긴장하고 수축하여 혈압이 올라가고, 혈액은 신체의 중심에 있어서 최대로 활동하는 뇌와 골격근에 모인다. 폐의 운동이 활발해지고, 혈액을 빠르게 정화한다. 또한 교감신경의 신경절(리틀브레인)인 부신수질로부터 메틸옥시도파민(아드레날린, 놀랐을 때 분비되는 신경호르몬)이 다량으로 분비되고, 혈액 중의 포도당량, 즉 혈당량을 높여서 피곤해 하지 않고 힘을 쓸 수 있도록 한다. 활동 준비 완료가 되는 것으로, 자동차로 치면 액셀러레이터를 밟는 것이다.

만일 시합이나 시험에서 긴장하여 교감신경 활동이 지나치게 극단적이 되면, 피부의 혈액량은 급감해, 안면이 창백해지고, 혈압에 저항하여 혈액을 보내기 위하여 심장은 왕성하게 고동을 울린다. 기관지는 열리고 호흡을 재촉하고, 동공이 열려 시력은 또렷해지고, 입모근은 수축된다. 이것이야말로 분노의 상태이고, 분노의 신경호르몬인 옥시도파민(노르아드레날린)이 전신의 교감신경에서 최대로 분비된다.

이것이 지나치면 근육이 너무 긴장하여, 만용을 부린다거나 식은땀이 나거나 중요한 것이 생각나지 않는다. 그러나 교감신경은 전신에 활력을 주는 것이 아니라 직접 긴장된 활동에 관계가 없는 소화기관과 같이 영양을 섭취하는 식으로, 실제로는 역으로 억제한다.

그런데 내장을 자동적으로 조절하는 자율신경의 주요 부분이 원시적인 무수신경이라는 것은 내장의 활동이 원시적으로 정해져 있고, 진화된 유수신경이 활동을 필요로 하지 않기 때문일 것이다. 또한 자율신경에 있는 유수신경 부분은 재빨리 활동하는 진화된 뇌척수와 모순 없이 연락하기 위한 역할을 다한다고 생각한다.

교감신경의 경우, 신경호르몬으로서 옥시도파민을 분비한다. 한편 인간의 뇌 안에도 교감신경과 완전히 동일한 신경이 있어서 옥시도파민을 분비한다. 그것은 뇌간의 A계 신경이고, 그중에서도 A_6신경은 모든 뇌의 구석구석까지 널리 분포하고, '뇌내교감신경'이라고 일컬어진다. 전뇌의 각성, 활동이 A_6신경을 중심으로 A계의 신경에서 이루어지는 것처럼 전신의 활력을 주는 일, 활동은 뇌내교감신경과 전신의 교감신경의 일치 협력하에 이루어지는 것이다.

교감신경은 전신을 활동시키는 중요한 신경이지만 과하게 활동하고 긴장이 지나치면 위험하다. 정력을 다 사용하여 죽거나 혈압이 지나치게 높아져 심장이 터져버린다. 이와 같은 교감신경 활동이 과도하지 않게 조절하는 것이 부교감신경이다. 교감신경의 하루의 활동이 끝나면 잠이 오지만, 잠자는 동안은 주로 부교감신경이 작용하여, 음식물 소화 등 영양섭취를 하고, 다음날 활동 준비를 하도록 정돈한다.

교감신경의 특징은 유수신경 부분이 적다는 점과 척수의 다수의 마디에서 전신으로 빠짐없이 많이 지난다는 점이다. 따라서 교감신경의 경우, 유수신경과 무수신경의 접속하는 교감신

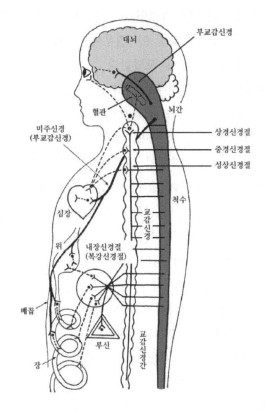

<그림 40> 리틀브레인(자율신경절)의 개요
신경을 나타내는 파선은 무수신경, 실선은 유수신경

경절(리틀브레인)이 <그림 40>에서와 같이 척수에 따라서 거의
1㎝ 공간에 좌우 2열로 주판알처럼 깨끗하게 정렬되어 있고,
'교감신경간'이라고 부른다. 그러나 소화관을 지배하는 교감신
경의 경우는 특별하여, 전 소화 과정을 모순 없이 진행하기 위
하여 척수로부터의 유수신경은 교감 신경간을 그냥 지나치고,
소화관의 배쪽에 모여(배꼽의 끝), 큰 내장신경절을 만든다. 또

한 중요한 호르몬 분비기관인 부신수질(내부)은 교감신경절이고, 척수로부터의 유수신경이 이 경우에도 교감 신경간을 그대로 지나쳐, 직접 부신수질에 도달한다.

한편 부교감신경의 경우는 무수신경 부분이 얼마 되지 않고, 내장 근처에만 있고, 그 리틀브레인(부교감신경절)은 내장 바로 옆 혹은 내장에 직접 접하여, 경우에 따라서는 내장에 매몰되어 있다. 따라서 부교감신경 대부분은 유수신경이고, 게다가 그것은 2개의 다발로 되어 있어, 척수의 상하에서 좌우 2개씩 합계 4개가 있고, 도중에서 나누어져 각 내장으로 진행한다.

이때 상부에서 나오는 1개(좌우 2개)의 부교감신경은 척수보다 위의 연수(뇌간)에서 나와, 유수신경으로서 체내에 뻗어 있고, 도중에서 나누어져 심장, 폐, 위, 장(위 절반)으로 향한다. 체내를 구불구불 돌아다니기 때문에, '미주(迷走)신경'이라고 부른다. 그 반면에 좌우 2개의 부교감신경은 척수의 하단 가까이에서 다소 비대하고, 선수(仙髓)라고 부르는 곳에서 나와 골반이 있는 곳을 통과하기 때문에 골반신경이라고 부르고, 장(아래 절반), 생식기, 방광으로 향한다. 또한 부교감신경에는 그 밖에 상위의 뇌간(연수와 중뇌)에서 흩어져서 나오는 것이 조금 있다.

체내의 자율신경을 크게 파악하여 보면, 주로 무수신경의 교감신경과 주로 유수신경으로 이루어지는 부교감신경에서 만들어져, 교감신경이 전신에 널리 아날로그적으로 활동하고, 부교감신경은 그것을 디지털적으로 미세하게 조절한다.

필자는 '인간의 뇌는 이러한 자율신경이 그대로 모여 만들어져 있다'고 생각한다. 주로 교감신경에서 뇌간의 아날로그 뇌, 주로 부교감신경에서 대뇌의 디지털 뇌가 만들어졌다고 생각한다. 그래서 인간의 뇌는 독립적인 것이 아니라 항상 자율신경, 운동신경, 감각신경과 연동하여 활동한다.

자율신경은 교감신경과 부교감신경의 균형 위에서 모든 체내 활동을 하지만, 나이가 들면 이 균형은 점차 깨진다. 이것은 1910년 독일에서 발견하여 정의하였으며, 교감신경의 활동이 강한 경우를 '교감신경 긴장증', 부교감신경의 활동이 강한 경우를 '부교감신경 긴장증'이라고 불렀다. 그러나 그 후 자율신경 개개의 활동을 자세하게 알게 됨과 동시에, 이와 같은 자율신경을 체질적으로 논하는 것은 폐지되고, 자율신경이 위, 장, 기관지 등 내장 각각에서 어떻게 작용하는가를 상세하게 논할 수 있게 되었다. 그러나 자율신경은 원래 교감신경과 같이 전신에 있는 것이고, 따라서 직관적인 생각으로 돌아와 전신적, 체질적으로 생각해야 할 것이다. 1961년, 오오야(大失 巖), 미야시타(宮下正之) 박사는 자율신경에 의한 체질을 다음과 같이 빨간 몸, 파란 몸으로 교묘하게 표현하고 있다.

빨간 몸(교감신경 긴장증)의 사람은 '빨간 얼굴로, 복스럽고 둥근 얼굴 모양이고, 체격은 단단하고, 약간 비만기가 있다. 그리고 싸움은 거는 편이고, 어디서나 졸 수가 있고, 정치나 선거에 흥미를 갖고, 친구들과의 사이에 리더가 된다. 젊은 시절에 의사나 약에 인연이 없고, 머리는 대머리지만 추위나 더위를 타지 않는다. 행동형의 인간이다. 내장의 긴장감도 크고, 심장도 위도 꽉 조인 건장한 안정형이다.'라는 타입이다. 하지만 그 정도로 항상 무의식으로 교감신경이 작용하여 엑셀러레이터를 걸기 때문에 고혈압이 되기 쉽다. 그 결과 심장혈관계에 부하가 걸리고, 동맥경화를 낳기 쉽고 뇌, 마음, 신장의 부전증을 초래한다. 암을 제외하고 성인병은 대부분 여기에 모여 있다. 단기 결전형의 체질로 건강하고, 외향성이고, 젊은 시절 왕성하게 일하고, 노쇠하기 전에 성인병으로 다운되는 타입이다.

그 반면에, 파란 몸(부교감신경 긴장증)의 사람은 '부드러운 형으로 안색이 썩 좋지 않고, 얼굴의 모양은 전체가 각진 느낌으로, 창백한 인텔리 같은 인상, 두발은 딱딱하고 백발이 되기 쉽다. 가슴의 폭은 좁고, 위는 아래로 처져 있으며, 심장은 작고, 성격적으로는 행동형보다 사고형이다'라는 타입이다. 이 타입은 부교감신경에 의한 조절의 효과가 지나친 형으로, 스트레스에 의해 위장, 호흡기가 지나치게 작용하여 위장궤양, 상습성 변비, 기관지천식 등을 일으키기 쉽고, 성격은 내향성이다.

선, 요가 등의 효용

마음은 인간의 대뇌와 뇌간의 협조로 만들어진다. 이때 마음의 성분 '지'의 원천은 대뇌신피질, '정'의 원천은 대뇌변연계, '의'의 원천은 뇌간의 시상하부로부터 양성된다고 생각한다. 그리고 그 원천은 〈생명의 뇌〉인 뇌간에, 전신에 산재된 자율신경과 그 신경절인 리틀브레인에 있다고 생각하고 싶다. 그렇다면 전신에 산재된 리틀브레인을 단련하는 것이 뇌간을 단련하는 것이 되고, 그것이 인간의 뇌와 마음을 단련하는 것이 된다. 이것을 인간의 마음에 관하여 생각한다면 마음의 성분 지, 정, 의를 역으로 의, 정, 지로 단련한다. 우선 리틀브레인과 똑같은 성질의 뇌간(그중에서도 시상하부)에서 만들어지는 의욕, 다음에 뇌간에 계속된 대뇌변연계를 중심으로 전신에서 양성되는 감정, 마지막으로 가장 진화한 대뇌신피질로부터 창출되는 지능이 단련된다고 생각된다.

리틀브레인은 전신에 산재해 있고, 리틀브레인을 단련한다는 것은 필연적으로 전신을 단련하는 것이고, 신체적 단련을 하는 것이다. 이것은 신체를 움직이기 때문에, 동시에 운동신경도 작용시켜, 골격근을 긴장시키고, 골격근을 단련함과 동시에 골격근의 감각신경인 근방추의 마이너스 피드백 메커니즘에 의해 대뇌를 활성화시키는 고마운 이점이 있다.

신체적 단련으로는 우선 근육노동이 있다. 인간은 그 발생 이래, 살아가기 위하여 근육노동을 통해 신체적 단련은 충분히 되어 있었다. 급격한 현대화에 의해 두뇌 노동이 늘어나서 근육노동에 의한 신체적 단련이 필요해졌다. 이 신체적 단련은 크게 나누어 서구적 스포츠와 동양적 연성(鍊成)이 있다. 스포츠의 경우 승부가 목적이 되고, 이기기 위하여 대뇌신피질을 중심으로 전뇌로부터 전신이 활동하고, 프로 스포츠맨의 경우에는 지육편중(知育偏重)의 경우와 마찬가지로 대뇌신피질에 편중된 단련이 되어버린다. 이것은 마이너스 피드백 효과가 없는 전두전야로부터 단련되는 스트레스 과잉으로, 경우에 따라서는 스트레스병이 된다.

반면에 동양적 연성(수행), 예를 들면 선, 요가, 명상 등은 전신을 정돈하여, 전뇌의 조화를 도모하는 방법이다. 우선, 전신의 마이너스 피드백에 의한 호메오스타시스(항상성)가 정비되고, 그것에 따라서 모든 뇌의 호메오스타시스(조화)가 이루어지고, 그 결과 스트레스 과잉과 스트레스병에 걸린 전두전야가 필연적으로 정상화된다. 따라서 동양적 연성은 현대화 때문에 두뇌 노동에 편중된 현대 생활 속에서 스트레스병과 싸우고, 안심입

명(安心立命)하기 위한 최선의 방법이라고 생각한다.

동양적 연성에 관하여 필자는 전문가는 아니지만 그것을 전신에 산재하는 리틀브레인을 단련한다고 하는 입장에서 설명하여 보겠다. 동양적 연성에서는 우선 '제하단전(臍下丹田)'이라고 하여, 복식호흡도 제창한다. 이것은 복부에 있는 소화관을 정비하는 일도 하면서, 배꼽과 소화관의 깊숙한 곳(후부)에 있어서 뇌간에 필적할 만한, 내장신경절을 중심으로 한 소화관의 지배계라는 상당히 큰 리틀브레인을 단련하는 것이다. 여기에는 교감신경절도, 부교감신경절도, 나아가서는 다수의 신경총도 모여 있고, 혼연일체가 되어 자동적으로 소화활동을 운행시킨다. 소화의 과정은 복잡한 대단위 화학공정이며, 그것을 지배하고 자동적으로 운행하기 위하여는 뇌간에 필적할 만한 큰 뇌를 필요로 하는 것이다.

다음으로 중요한 리틀브레인은 부신이다. 부신은 표면의 부신피질이 뇌하수체 전엽에, 내부의 부신수질이 뇌하수체 후엽, 즉 시상하부에 해당한다. 시상하부가 전뇌에서 전신의 조정기관 기능을 하는 것과 같이, 부신은 체내 전체의 조정기관이며, 체내의 항상성(호메오스타시스)을 도모하고, 특히 신체적 스트레스를 피하기 위해 활동하고 있다. 부신은 좌우 신장의 어깨, 즉 허리의 위에 있기 때문에 허리를 단련하거나 정비하는 것이 부신에 있어서는 중요할 것이며, 〈제하단전〉도 효과적일 것이다.

그 이외의 리틀브레인으로서는 심장의 지배계, 신장의 지배계, 기타 각각의 목적에 따른 리틀브레인이 다수 있고, 역시 동양적 연성에 의해 단련된다고 생각한다.

리틀브레인 가운데는 비교적 단순한 구조로 잘 연구되어 있는 것이 하나 있다. 그것은 목 부분의 상경신경절(上頸神經節)이다. 이것은 그것에 연결되는 교감신경절과 함께 뇌의 혈관으로부터 뇌의 중요한 부위를 지배함과 더불어 심장의 활동도 지배하고 있다. 이 리틀브레인을 단련하는 효과를 안다면 동양적 연성의 진의를 분자 수준으로 이해할 수 있는 것은 아닌가 생각한다. 교토의 동광사(東光寺)의 스님이 '선에 있어서 어깨를 두드리는 경책(警策)이 심신에 강한 영향을 미치고, 심신을 바르게 하고, 기분을 좋게 하기 때문에 중요하다'라고 말한 것이 마음에 남아 있다.

리틀브레인에서는 신경과 신경호르몬에 의한 정보전달이라는 중요한 작용이 이루어짐과 동시에, 뇌내 마약물질을 중심으로 다수의 소형단백질(펩티드) 호르몬이 활동하고, 리틀브레인의 활동을 뇌의 경우와 마찬가지로 조절한다. 게다가 소화관 지배계의 소형단백질 호르몬의 거의 대부분은 인간 뇌의 전두전야에도 다수 다량 있어서, '뇌 장관(腸管)펩티드'라고 하여 뇌에서도, 장관에서도, 아주 중요한 활동을 하고 있다. 다시 말하면 빅브레인도 리틀브레인도 소형단백질 호르몬은 완전히 동일하게 작용하고, 의욕을 만들어 내는 결정적인 활동을 한다고 생각한다.

2. 진정한 주역―리셉터 단백질

신경전달을 좌우하는 리셉터

마음은 인간의 뇌로부터 창출된다. 그 인간의 뇌는 전선화된 신경세포의 활동에 의한다. 그리고 신경세포의 활동은 그것이 분비하는 분자정보를 갖는 신경호르몬이라는 분자에 의존한다. 또한 인간 마음의 3가지 성분 가운데, 감정은 도파민과 도파민 관련 분자 활동에, 지능은 아세틸콜린이라는 도파민과 닮은 특별하게 분해성의 분자와 GABA를 포함한 아미노산 분자에, 의욕은 이들 신경호르몬 분자의 활동을 조절하는 소형단백질(펩티드) 호르몬에 의존한다.

2가지의 삼단논법으로 뇌와 마음은 기본적으로 파악할 수 있다. 이들 신경호르몬은 직접 마음을 만들어 낼 수 있는 분자지만, 개개의 신경호르몬 분자는 단지 각각의 분자정보를 갖는 분자여서, 그 정도로는 아무런 의미도, 활동도, 기능도 없는 유기분자이다. 신경호르몬 분자는 그 분자정보를 받는 표적세포(신경세포, 근육세포 등)의 리셉터(수용체)에 결합하고, 분자정보를 전달하지 않고는 실제 활동은 일어나지 않는다. 이 리셉터는 모두 복잡한 단백질 분자이고, 아직 분자적 해석이 거의 이루어지지 않았다.

1983년 처음으로 아세틸콜린의 니코틴 작용의 리셉터가 교토대학 의학부 생화학교실에 의해 유전자 조작 기술을 사용하여 해석된 정도에 불과하다. 그러나 앞으로는 리셉터의 전모가 백일히에 드러나리라는 것은 명백한 사실이다.

리셉터 단백질 분자의 대부분이 해석된다면, 이 리셉터 분자야말로 신경활동의 주역이자 마음을 양성하는 주역이 되고, 신경호르몬 분자는 이 리셉터 분자에 분자정보를 줄 정도의 단역에 지나지 않는다는 사실을 알 수 있을 것이다. 그것과 동시에 마음을 직접 창출하는 인간의 전두전야만이 오토리셉터를 가지지 않고 자유분방한 활동, 사고를 할 수 있고, 창조적이며 인간을 〈만들었다〉는 사실의 중요성도 이해될 것임에 틀림없다.

1978년 오스트레일리아의 노벨상 수상 생리학자 존 C. 에클즈는 신경호르몬 시냅스에 있어서 정보전달의 작용 메커니즘에 관하여 그 견해를 발표하였다(『포유동물 뇌의 분자신경생물학』, 플레넘). 에클즈에 의하면 신경호르몬에 의한 시냅스의 정보전달은 〈그림 41〉에서와 같이 '시냅스적 전달성' 2가지로 구별된다. 이온적 전달성의 경우는 신경호르몬 작용을 받은 리셉터가 직접 전기발생을 하거나(흥분성), 전기발생을 억제한다(억제성).

〈그림 41〉는 유수신경과 무수신경을 나타낸다. 아세틸콜린과 산성 아미노산인 글루탐산 등은 흥분성으로, 중성의 아미노산 GABA와 도파민 관련 분자는 억제성으로 작용한다. 아세틸콜린은 유수신경에도, 무수신경에도 사용되지만 글루탐산, GABA는 주로 유수신경에서 활동한다. 또한 도파민 관련 분자는 무수신경에서 사용된다.

한편 대사적 전달성의 경우에는 리셉터가 〈그림 42〉에서와 같이 표적신경세포의 세포막의 내측에 있는 효소에 결합하여 연동한다. 신경호르몬도 일반 호르몬도, 특히 소형단백질 호르몬도 분자정보를 갖고 리셉터에 결합하면 효소(Adenylate Cyclase)가 활동하고, 세포 내에 에너지원으로서 많이 있는 ATP(아데노신3인산)를 분해하고, 보다 높은 에너지를 갖는 원형AMP(사이클릭 아데노신1인산)를 합성한다. 원형AMP는 세포 내의 인산화효소 키나아제(Kinase)에 작용하여 인산화를 하고, 그것에 의해 전기발생을 시작, 단백질 합성, 핵산 합성, 당과 지질 대사, 각종 호르몬 합성 등 표적세포 내의 모든 작용을 하게 한다. 이

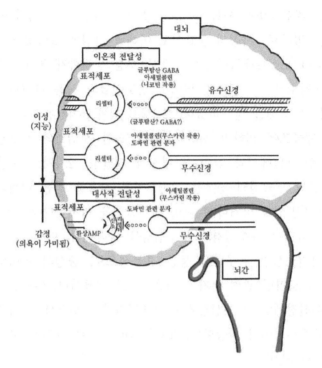

〈그림 41〉 신경호르몬 작용의 모식도—1. 시냅스의 정보전달

와 같이 정보전달이 리셉터로 직접 이루어지는 것이 아니라 대사를 매개로 하기 때문에, 대사적 전달성이라 부른다.

대사적 전달성은 원래 일반호르몬 작용이고, 신경호르몬도, 기타 호르몬도, 지질인 스테로이드호르몬을 제외하고 대부분 모든 호르몬 작용은 이 형식으로 되어 있다. 반면에 이온적 전달성의 경우는 즉시 전기발생을 일으키는 신경, 근육 등에서 이루어지며, 주로 신경호르몬에 의해 신경계, 신경-근육계에서 이루어진다.

이온적 전달성의 경우 표적세포에서 즉시 전기발생을 하기

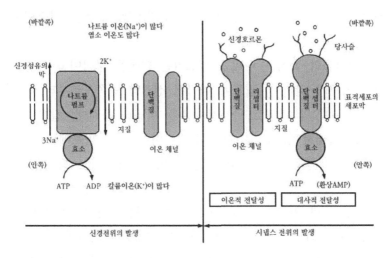

<그림 42> 신경호르몬 작용의 모식도—2. 리셉터의 모식도

때문에, 시냅스에 있어서 정보전달 지연은 불과 0.1~2밀리초여서 전류속도가 빠른 유수신경은 이 이온적 전달성에 의존하지 않으면 안 된다. 이 경우, 디지털형 신경전류정보가 그리 변화되지 않고 전달될 수 있다. 신경호르몬으로서는 글루탐산, GABA, 아세틸콜린 등이 사용된다.

대사적 전달성의 경우는 대사를 경유하기 때문에 시냅스에 있어서 정보전달의 지연은 20~30밀리초가 되고, 신경전류의 디지털형 정보는 신경호르몬의 총량에 의한 아날로그형 정보로 변환된다. 뇌간을 중심으로 대뇌변연계 등은 아날로그 뇌이고, 이 경우 신경호르몬으로서는 주로 도파민 관련 분자가 사용된다.

신경섬유에서 전기발생

지금까지 시냅스의 표적세포 시냅스 전위의 발생에 관하여

서술하였으나, 신경섬유에 있어서 전기발생은 약간 시스템이
다르다.

신경섬유의 막에는 나트륨 펌프라는 이온을 움직이는 특별한
펌프 기구가 있어서, 필요에 따라서 신경막 안쪽으로부터 바깥
쪽으로 3 : 2의 비율로 나트륨이온을 퍼냄과 동시에, 칼륨이온
을 바깥쪽에서 안쪽으로 퍼 넣는다. 이 나트륨 펌프에는 ATP
분해효소가 연동하고, ATP를 분해하여 그 에너지로 펌프를 구
동한다.

그 결과 막 안쪽의 나트륨이온이 통과하는 나트륨 채널과 칼
륨이온이 통과하는 칼륨 채널이 있고, 신경이 활동하지 않는 정
지 시에는 나트륨 채널은 닫혀 있다. 따라서 정지 시에는 칼륨
채널을 통과하는 내외의 칼륨이온 농도 차에 의해, 마이너스의
약 80㎷의 전위가 생기며, 이것이 '정지전위(Resting Potential)'
이다.

신경이 자극받든지 신경세포 내 및 신경섬유 내의 정지전위
가 흥분성의 시냅스 전위 등에 의해, 막 내외의 전위차가 감소
하도록 플러스 방향으로 움직이면 나트륨 채널이 열리고, 바깥
쪽에 다량으로 있는 나트륨이온이 급격히 안쪽으로 유입하고,
안팎의 나트륨 이온 농도 차에 의해, 신경섬유 내는 플러스의
약 40㎷의 전위에 역전한다. 그러나 곧 1,000분의 1초 정도에
서 칼륨이온이 안쪽에서 바깥쪽으로 유출하여, 이 급격한 전위
변화는 사라진다. 그 결과 약 120㎷의 급격한 전위변화가 생기
고, 펄스파가 발생한다. 이 펄스파의 발생은 신경섬유의 막을
따라 차례로 연발불꽃과 같이 발생해 가는데(임펄스), 이것이 신
경전류이다. 펄스파가 빠른 속도로 발생하기 때문에 디지털형

정보전달이라고 할 수 있다.

이것이 무수신경의 경우에 있어서 신경전류(속도 매초 약 1m)이고, 유수신경의 경우에는 수초가 있기 때문에 발화(發火, Occurrence)가 튀어 급속히 진행하고(도약전도, Saltatory Conduction), 속도가 약 100배(매초 약 100m)가 된다. 실은 수초라고 해도 연속된 상태의 신경섬유의 피복(Sheath)이 아니라 작은 글리아 세포가 신경섬유에 따라서 차례로 감아진 것으로 2㎜ 간격으로 절단 부위가 있다. 이 절단 부위를 발생된 펄스파(발화)가 날아가기 때문에, 유수신경의 효율이 2자릿수나 좋아지는 것이다.

이 펄스파에 의한 디지털형 신경전류의 자극에 의해, 신경섬유의 말단부에서 신경호르몬이 분비된다. 이 분비된 신경호르몬이 표적세포의 세포막에 있는 리셉터에 결합하여, 플러스 이온채널이 열리고, 시냅스 전위를 발생시킨다. 이 자극으로 표적세포의 세포막에 신경섬유의 경우와 마찬가지로 전기가 발생하여 표적세포는 흥분하고 활동하는 것이다. 이것이 이온적 전달성의 경우이다. 그러나 대사적 전달성의 경우는 도중에 ATP로부터 원형AMP를 발생하는 대사과정이 포함되어 있는 것이다.

복잡한 시냅스의 메커니즘

이상이 신경호르몬 작용과 인간 뇌의 기능과의 관계의 줄거리다. 그러나 시냅스를 상세하게 조사할 수 있게 되어, 시냅스 자체의 구조가 지금까지 설명한 것과 같은 간단한 것은 아니라는 사실을 알았다. 시냅스에서의 표적세포를 신경세포라고 한다면, 〈그림 43〉과 같이 세포 자체(세포체)로부터 다수의 수상돌기(Dendrite)가 나와서, 그 각각에 1개의 신경세포가 닿고,

경우에 따라서는 수천 개의 시냅스가 형성된다. 신경섬유의 말단부도 많고, 경우에 따라서는 수천 개로 나누어져 각각의 표적세포에 시냅스를 만든다. 유수신경의 경우에는, 신경섬유의 말단부가 비대한 만큼 버튼, 노브라고 부르지만 무수신경은 그것이 주판알과 같이 계속하여 바리코시티라고 한다. 뇌내의 바리코시티의 경우, 그 모든 것이 시냅스를 만드는 것이 아니라 쉬는 것이 많다.

1974년 미국 캘리포니아대학의 생리학자 B. 리베트는 리틀브레인의 하나로 교감신경 간의 최상위 상경신경절을 자세히 해석하고, 그 시냅스가 단순하게 정보를 온오프하는 릴레이가 아니라 도파민으로 활동하는 개재신경(SIF세포)이 부속하여 미세하게 조절한다는 사실을 알았다. 그리고 다른 리틀브레인은 더욱 복잡하여 소형의 뇌라는 사실을 점차로 알게 되었다. 또한 미국의 약리학자 스나이더는 1979년 뇌내 마약물질 엔케팔린으로 활동하는 신경이 신경섬유의 말단부 쪽으로 접속하여 억제하는 활동을 하며(시냅스전 억제 : Pre-Synaptic Inhibition)을 하며, 이것으로 통증을 억제하는 모형을 제출하였다.

이와 같은 시냅스로 주역의 역할을 다하는 중요한 리셉터도 여러 가지 타입이 있으나, 전기발생의 원인이 되는 이온 채널과 연동한 리셉터(이온적 전달성)와 ATP를 분해하고, 원형AMP를 만드는 효소와 연동한 리셉터(대사적 전달성) 2가지로 크게 나뉜다. 각 신경호르몬에 관하여는 2가지의 리셉터가 있고, 도파민에 관하여는 D_1, D_2, 옥시도파민(노르아드레날린)에 관하여는 α, β 그리고 세로토닌에 대해서도 2가지가 있다. 이들은 D_1, D_2, D_3, D_4, α_1, α_2, β_1, β_2 등으로 세분된다. 이것은 단

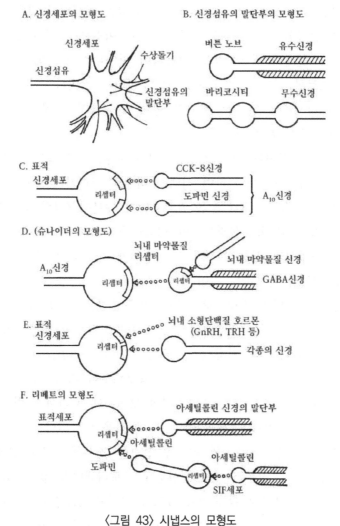

〈그림 43〉 시냅스의 모형도

백질이라는 분자의 복잡한 성질 때문이다.

　마음을 창출하는 인간의 전두전야의 A_{10}신경에 오토리셉터가 결여되어 있다는 사실의 의의는 지금까지 자주 강조하였다. 오토리셉터(Autoreceptor)란 표적세포에 있는 리셉터와 같은 리셉터가 신경섬유의 말단부 쪽에도 있고, 이것으로 신경호르몬의 일부가 원래의 말단부에도 작용하여 마이너스 피드백을 하고, 신경호르몬 분비량이 자동적으로 조절되는 것이다. 이것은 호메오스타시스를 만드는 것이고 인체, 동물체가 외계에 적응하여 살아가기 위한 기본원리이다.

5장에서 설명한 뇌내 소형단백질이 욕구, 의욕, 의지를 발생시키는 메커니즘에 관하여 시냅스 레벨로 고려하여 보자. 소형단백질, GnRH, TRH 등은 호르몬이기 때문에 〈그림 43〉의 E와 같이 직접 표적신경세포의 리셉터에 작용하고, 표적신경세포를 활동시켜 본능적 행동을 일으키게 하는 것이다. 그것은 바로 신체적 욕구라는 것이다.

다음으로 뇌내 소형단백질-뇌내 마약물질은 〈그림 43〉의 D와 같이 A_{10}신경을 억제하는 GABA신경 말단부의 리셉터에 작용하고, A_{10}신경을 활동시켜 쾌감을 발생시키지만, 그 결핍은 갈망을 낳고, 그것이 강한 정신적 욕구로부터 의욕으로 표현되는 것이리라. 그림 D는 스나이더의 모형도에 따라서 그렸으나, 스나이더의 경우는 아세틸콜린 신경에 작용하고 있다.

이상과 같은 욕구, 의욕이 A_{10}신경을 경유하여 전두전야를 구동시키지만, 전두전야는 A_{10}신경에 오토리셉터가 없고, A_{10}신경은 자유분방하게 활동한다. 그러나 그것은 A_{10}신경의 일부인 CCK-8(Cholecystokinin-8)신경에서 〈그림 43〉의 C와 같이 억제되어, 그 제한에 따라 강한 의지로서 발동되는 것이리라.

이상과 같이 뇌내 소형단백질은 신경의 작용을 조절한다고 해도 다종다양하고, 그것이 잘 사용되어 각각 욕구, 의욕, 의지

가 생겨난다고 생각된다. 그러나 이 사실은 아직 필자의 상상
일 뿐이며, 앞으로의 새로운 실험결과에 의해 보다 새로운 모
델로 바꾸어 쓰고 싶다.

VIII. 뇌의 화학

* 소형단백질과 아미노산의 화학
* 동물을 움직이고, 마음을 만들어 내는 파이(π)전자

1. 소형단백질과 아미노산의 화학

호르몬 분자의 필요조건

분자생물학에 의하면 약 12억 년 전, 단세포의 미생물은 세포 사이를 연락하는 분자언어인 호르몬을 얻어 동물, 식물, 균류와 같은 다세포 생물로 진화하고, 세포의 분업이 가능해져 고도의 기능을 발휘하게 되었다. 단세포 미생물이라고도 할 수 있는 세포가 서로 정보를 교환하기 위해서는 세포 자신을 구성하는 분자를 사용하는 것이 합성하기 쉽고, 또 그 정보의 내용을 정확하게 전달하기 쉬웠던 것이다.

세포는 기본적으로 보면 단백질과 지질로 만들어진 얇은 막(생체막)이 원시의 바다 그 자체를 싸고, 그것에 유전정보를 기억하기 위하여 핵산(DNA, RNA)이 참가한 것이다. 따라서 분자언어 호르몬으로서는 생체막의 성분이 가장 사용하기 쉽고, 호르몬의 대부분은 생체막의 성분인 단백질과 지질의 성분이다.

분자언어로서의 호르몬 분자는 다음과 같은 조건이 필요하다.

① 생체 내에서 분자정보를 전달하기 위하여, 화학적으로 안정된 상태일 것.

② 정보량은 가능한 한 많을 것(이것은 화학적 안정성과 모순된다).

③ 체내를 재빨리 이동하고, 정보를 전달하기 쉽도록 가능한 한 소형분자일 것.

④ 인간이 정황에 따라서 곧 언어를 표현하고 정보를 전달하도록 분자언어 호르몬은 체내로 언제 어디에서나 바로 합성되어 사용해야 한다. 그것에는 세포 바깥쪽의 세포막을 구성하는 분

자를 이용하는 것이 유리하다.

⑤ 체액은 수용액이기 때문에, 그 속에 녹여서 재빨리 이동하기 쉽도록 가능한 한 수용성이 좋다.

이상의 조건을 최대한으로 구비하는 호르몬은 소형단백질(펩티드) 호르몬이다. 단백질은 핵산DNA의 유전정보를 계승하기 때문에 정보량이 많고, 게다가 소형단백질 분자는 거대한 단백질 분자보다 화학적으로 안정되어 있다. 그래서 그 효과는 극히 미량(ng 정도, 1ng은 10억 분의 1g)일 때 좋다. 이 때문에 호르몬으로서는 소형단백질 호르몬이 여러 종류 사용되고 있다. 그리고 소형단백질 호르몬은 〈그림 44〉에서와 같이 대형의 전구단백질로부터 분할(프로세싱)에 의해 얼마든지 자유롭게 만들 수 있다. 그림은 그 한 예로서 뇌내 마약물질이 생기는 과정을 나타낸다.

1980년경부터 인간의 뇌에서 근원적으로 활동하는 소형단백질 호르몬이 실은 하등한 자포동물과 곤충 유충의 체내에 존재한다는 사실이 차례로 밝혀졌다. 더욱이 1982년에는 그 한 가지로 인간과 동물에 있어서 성의 화신이라는 GnRH(성선자극호르몬 방출호르몬, Gonadotropin-Releasing Hormone)이 효모에도 있어서 인간과 마찬가지로 효모의 생식에 결정적인 활동을 한다는 사실도 알게 되었다. 이와 같이 뇌 안의 소형단백질 호르몬은 생물 일반에 있어서 생명활동, 생명력의 근원이라고 할 수 있는 것이고, 인간에게도 마찬가지로 그것이 인간의 생명력으로부터 정신력의 근원이 된다고 생각된다.

단세포의 미생물이 다세포의 생물로 진화하는 과정에서 식물은 태양 에너지를 이용할 수 있는 엽록소를 갖는 광합성세균을

216

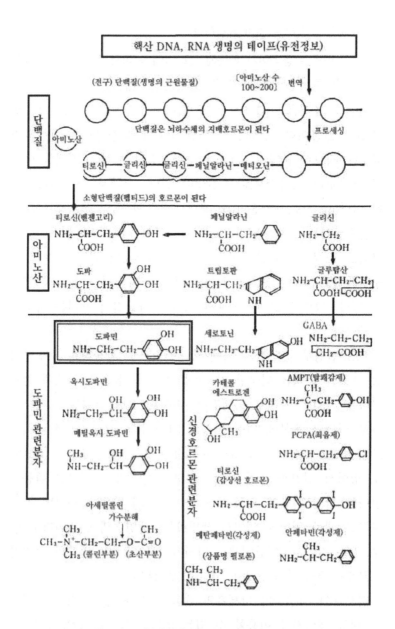

〈그림 44〉 소형단백질 호르몬이 만들어지는 방법

동거(공생)시키는 데 성공하였다. 이 때문에 태양과 물만 있다면 살아갈 수 있고, 세포 자체를 급격히 진화시킬 필요는 없었다. 또한 균류도 영양을 다른 생물로부터 받는 기생생물이기 때문에 세포 자체의 진화의 중요한 부분은 없었다. 이에 반해 동물만은 그 이름이 의미하듯이 같이 움직이고 스스로 먹이를 구하지 않으면 죽게 된다. 일치협력하여 움직이기 때문에, 전선을 만들어 세포 사이를 재빨리 연락하는 신경세포를 발달시킨 것이다.

신경세포라는 새로운 효율이 좋은 정보망이 가능하기 때문에, 분자언어 호르몬으로서는 다량의 정보를 전달할 필요가 없고, 신경전선(신경섬유)의 말단부와 그 표적세포 사이의 근소한 틈(약 100㎜)에서 작용하는 정도로 충분해졌다. 그래서 소형단백질보다 더욱 크기가 작으며 화학적으로 안정된 분자인 단백질과 소형단백질의 단위성분의 아미노산과 그 분해산물 도파민 관련 분자가 사용되게 되었다. 이것이 신경호르몬이다.

아미노산에는 약 20종이 있으나 그중에서도 어디에나 다량으로 있는 글루탐산, 아스파라긴산, 글리신 등이 뇌내 신경호르몬으로서 가장 많이 사용한다. 그리고 이들 중에 글루탐산이 분해된 변형 아미노산인 GABA와 그것과 닮은 황산기를 갖는 타우린이 가세한다. 이들이 어디에라도 있어서 사용하기 쉽기 때문에 뇌내 신경호르몬으로서 가장 많이 사용된다.

그러나 이들 아미노산 자체의 신경호르몬을 사용할 수 있는 것은 혈뇌장벽으로 보호된 뇌내만의 이야기이며, 말초신경에서는 이들 아미노산을 신경호르몬으로서 사용할 수 없다. 그것은 말초에는 단백질 합성용의 아미노산이 어디에나 많이 있어서,

신경호르몬에 섞여 중요한 정보전달을 혼동시키기 때문이다. 단지 GABA로까지 변형된다면 말초에도 사용할 수 있다.

그래서 말초신경은 주로 도파민 관련 분자라는 특별한 분자가 신경호르몬으로서 사용된다. 그런 예로는 아미노산 속에도 양은 적지만 벤젠고리를 갖는 아미노산으로부터 합성되는 도파민, 옥시도파민(노르아드레날린), 메틸옥시도파민(아드레날린), 세로토닌과 이들과 유사하지만 벤젠고리가 없고, 분해성이 있는 아세틸콜린이 있다.

이중결합과 파이전자의 역할

벤젠고리는 〈그림 44〉에서와 같이 2중결합을 고리 모양으로 3개 갖는다. 2중결합의 경우, 한편의 결합이 잘려서 화학반응을 일으키기 쉽다. 그것은 분자 내를 자유롭게 움직이고, 화학반응을 하기 쉬운 π전자의 성질을 정확히 설명하기에는 양자화학의 지식이 필요하고 약간 어렵기 때문에, 다음에 설명하겠다. 여기에서는 유기분자의 일부분에 2중결합이 있고, 그곳에 π전자가 있고, π전자의 활동성으로 화학반응이 강하고, 그곳이 체내에서 가장 반응하기 쉬운 장소라는 설명만 해두겠다.

예를 들면 체내 효소의 반응에도, 신경에 있어서 정보전달의 주역인 신경호르몬의 주된 작용에도, 어려운 체내반응은 전부가 π전자의 화학반응성을 교묘하게 이용한다. 그 좋은 예는 감정으로부터 마음을 만들어 내는 신경호르몬 도파민 분자의 훌륭한 활동이다.

그런데 벤젠고리를 갖는 유기분자는 인체 내는 물론, 생물체 내에 의외로 적다. 단백질을 만드는 일부의 소수, 소량의 아미노산과 여성호르몬의 하나인 난포호르몬(난소호르몬) 이외에는 없다고 해도 좋다. 이 벤젠고리를 갖는 유기분자가 인체 내에도, 뇌 안에도 결정적인 경우에 중요한 활동을 하는 것이고, 그만큼 벤젠고리를 갖는 유기분자는 그 화학반응성 때문에 위험한 독물로 변화하기 쉽다.

벤젠고리가 있는 대표적인 아미노산은 티로신이고(〈그림 44〉 참조), 도파민을 만드는 한편 뇌내 마약물질의 작용 부분이기도 하다. 티로신의 벤젠고리에는 수산기(OH)가 1개 붙어 있고, 이 수산기가 벤젠고리 때문에 미묘하게 화학반응을 하기 쉽고, 도파민과 뇌내 마약물질의 작용점으로 되어 있다. 그림에서와 같이 티로신은 아미노산의 페닐알라닌이 효소에 의해 산화되어, 수산기가 붙어 만들어진 아미노산이다. 또한 그 페닐알라닌은 알라닌이라는 가장 간단한 아미노산에 페닐기(벤젠고리)가 붙은 분자이다.

티로신이 효소로 산화되면, 수산기가 1개 증가하여 수산기 2개를 갖는 도파(DOPA)가 된다. 도파는 디(D)옥시(O)페닐(P)알라닌(A)의 약명이다. 이 도파가 효소에 의해 카르복실기(COOH)를 잡게 되면, 아미노기(NH_2)만이 남은 아미노산이 된다. 이것이 도파의 아민으로 신경호르몬인 도파민이다. 이것에 관하여는 2장에서 상세하게 설명하였다. 화학식은 〈그림 44〉와 같다. 이 도파민이야말로 쾌감을 유혹한다는 인간의 마음에 있어서도, 뇌에 있어서도 중요한 신경호르몬이다.

도파민이 효소로 산화되면 수산기가 더욱 증가하여 3개가 되고, 옥시도파민(노르아드레날린)이 된다. 이것은 각성의 신경호르몬이고, 분노의 호르몬이기도 하다. 그리고 옥시도파민이 효소에 의해 메틸기(CH_3)가 부가되면 메틸옥시도파민(아드레날린)이 된다. 이것은 신경호르몬이지만, 주로 부신수질(교감신경절)에서 분비되고, 혈당량을 높이는 일반호르몬으로서 유용된다. 메틸옥시도파민은 놀랐을 때에 다량으로 분비되는 공포 호르몬이고, 이들은 모두 맹독성이다.

이상 3개가 뇌와 전신에서 다량으로 분비되어 인간을 각성시켜 마음, 즉 정신 활동을 활발하게 하는 신경호르몬이다. 서로 닮은 화학구조를 갖는다는 것을 그림에서 이해할 수 있을 것이다. 이것과 아주 흡사한 신경호르몬으로 아미노산 트립토판으로부터 합성되는 신경호르몬인 세로토닌이 있다. 이것은 각성 작용의 신경호르몬과 대조적으로 활동하고, 경우에 따라 수면을 유도하는 수면호르몬이 된다.

한편 이상과 같은 도파민 관련 분자와 닮은 화학구조로, 물 속에서 아주 분해(가수분해)하기 쉬운 신경호르몬으로 아세틸콜린이 있다. 아세틸콜린은 비타민 B군의 하나인 콜린에 결합된 것으로 벤젠고리가 없다.

인간의 마음을 창출하는 뇌내 소형분자는 이와 같이 정리하여 보면 의외로 적고, 분자 수준으로 생각해 보면 비교적 간단하다. 단지 이 뇌내 소형분자가 인간의 거대하고 복잡한 뇌 속에서 실제로 어떻게 활동하는가에 대한 해석은 최근에야 비로소 시작되었다. 이 뇌내 소형분자는 우리의 신체에서 만들어지는 것이지만, 이 화학구조가 닮은 소형분자가 체내에도 있고, 또한 외부로부터 체내에 넣을 수도 있고, 화학구조가 아주 흡사한 만큼 인간의 뇌와 마음에 대하여 다음과 같은 독특한 작용을 나타낸다.

뇌에 기능하는 여러 가지 분자

카테콜에스트로겐(Catecholestrogen) : 1960년 카테콜에스트로 겐(도파민 관련 분자형 여성호르몬, CE)이라는 여성호르몬의 하나인 난포호르몬(난소호르몬)과 신경호르몬인 도파민의 〈합성호르몬〉이 뇌내에서 미량 발견되었다. CE는 벤젠고리를 갖는 난포호르몬이 효소로 산화되어 도파민 분자 같은 형이 된 호르몬으로, 아직 그 생리작용은 잘 알려져 있지 않다. 그래도 난포호르몬의 리셉터에 작용한다는 것, 도파민 관련 분자의 대사과정에 작용하는 효소를 저해하는 것이 실험적으로 알려져 있다. CE는 여성의 성사이클을 만드는 성선자극호르몬의 주기적 분비에 강하게 영향을 미치고, 시상하부의 시색전야에서 옥시도파민의 작용을 강화한다. 이것들은 CE가 성기능 시동에 중요하다는 사실을 시사해 준다.

갑상선호르몬, 티록신(Thyroxine) : 머리의 전면에 있는 방패형을 한 호르몬 분비기관(약 20g)인 갑상선에서 분비되는 호르몬인 티록신은 아미노산티로신2분자로부터 만들어지고, 이 분자에 요오드원자가 3개 혹은 4개 결합되어 있어, 그 활성의 원인이다. 티록신의 작용은 전신 대사의 촉진으로 열생산을 높이고, 특히 뇌의 발달에 중요하다. 갑상선의 기능촉진은 눈이 돌출하는 바제도병(Basedow's Disease)을 일으키고, 생후 갑상선의 발달이 늦어지면 지능, 신체의 발달이 늦어지는 크레틴병(Cretinism)이 된다.

도파(L-도파) : 도파는 아미노산 티로신으로부터 신경호르몬인 도파민이 합성되는 중간단계의 물질이고, 아미노산이기 때문에 혈뇌장벽을 통과할 수 있고, 뇌내에서 도파민이 되어 효과가 있다. 경구투여를 할 수 있고, 혈뇌장벽에서 보호된 뇌에 약을 효력 있게 하는 역할을 하는데, 이 방법은 1966년에 발견되었다. 도파민 부족으로 발생하는 파킨슨병의 특효약이다. 또한 책머리에서 보여준 포지트론CT의 화상은 표식된 도파를 사용하여 만들어졌다.

카르비도파 : 도파는 뇌뿐 아니라 말초신경계에서 도파민이 되어 부작용을 나타낸다. 카르비도파를 도파와 병용하면, 카르비도파가 말초신경계에서 도파로부터 도파민을 만드는 효소를 저해하는 그만큼 도파가 뇌에 효력이 있다.

α-메틸도파 : 이것은 고혈압증에 대한 양호한 혈압강하제이고, 효소를 저해하고, 도파민 관련 분자의 농도를 저하시킨다. 발견 당시는 말초의 교감신경을 저해하고, 효과가 있다고 생각되었지만, 현재는 뇌의 신경계에 효과가 있고 혈압강하 작용을 나타낸다고 한다.

D-페닐알라닌 : 아미노산, 티로신의 전구물질이 되는 아미노산, 페닐알라닌의 변형물질(이성체)로 새롭게 의존성이 적은 진통제로서 주목되고 있다.

AMPT : α(A)메틸(M)파라(P)티로신(T)의 약자로, 아미노산 티로신으로부터 도파를 합성하는 효소를 저해하고, 도파민을 부족하게 한다. 그 때문에 미리 AMPT를 투여하여 둔다면, 각성제에 의한 다행감(쾌감)과 술에 의한 취기(쾌감)를 발생하지 않는다. 치료약은 아니지만 흥미로운 약이며, 도파민에 의한 쾌감 생성을 간접적으로 증명하고 있다.

PCPA : 파라(P)크롤(C)페닐(P)알라닌(A)의 약자로, 아미노산 트립토판으로부터 신경호르몬 세로토닌을 합성하는 효소(트립토판수산화효소, Tryptophan Hydroxylase)를 저해하고, 세로토닌 부족을 유도한다. 그만큼 도파민의 활동이 높아지고, 색정성을 증가시킨다. 그 때문에 발견 당시 최음제(催淫劑)로 선전했다. 치료약이 아니라 세로토닌 합성저해제로 실험에 사용되고 있다.

각성제와 환각제 : 각성제는 도파민과 흡사해서 지용성으로 혈뇌장벽을 통과하고 쾌감, 각성을 발생시킨다. 환각을 낳는 환각제의 성질은 각성제와 아주 닮아 있고, 각성제의 유사체로 강한 환각제가 만들어져 있다. 단지 최강의 환각제 LSD(Lysergic Acid Diethylamide의 약자)는 그 분자 내에 세로토닌 분자를 포함하고, 마리화나의 화학구조는 다소 도파민과 닮은 점도 있으나, 질소원자를 포함하지 않는다. 그만큼 마리화나의 작용은 약하다.

MPTP : 1979년 미국 대학원생이던 마약상습자가 모르핀의 부분구조를 갖는 합성마약(메페리신)을 합성하였을 때, 온도를 너무나 올렸기 때문인지 일부에 MPTP(Methyl-Phenyl-Tetrahydro Pyridine)이 만들어져 버렸다. 그는 약을 사용하여 파킨슨병을 얻게 되고, L-도파로 치료하였으나. 그 후 MPTP는 티로신을 산화하는 효소(티로신수산화효소)를 저해한다는 사실을 알게 되었고, 동물에 파킨슨병을 일으키는 실험에 사용되고 있다.

2. 동물을 움직이고, 마음을 만들어 내는
파이전자

원자-분자의 전자상태

마음은 동물 진화의 최종 산물이다. 그러나 마음과 인간은 바람에 흔들리는 갈대라고도 말하며, 항상 미묘하게 변화한다. 한편 아무리 바람에 흔들려도 식물에 마음이 없다면 마음은 동물의 특징이고, 그 원천은 동물이 움직인다는 말에서 유래한다고 생각할 수밖에 없다. 그러면 동물은 어떻게 하여 움직이는 것일까. 말할 것도 없이 근육을 수축시켜 움직이는 것이다. 그러면 왜 근육은 수축하는 것일까. 그것은 근육세포 내의 섬유상 단백질 분자가 서로 마찰하여 움직이기 때문이다.

삼단논법을 반복하게 되지만, 그러면 왜 '마찰한다'고 말하는가 하면 섬유상 단백질 분자의 사이에 인이라는 특별한 분자가 다수 〈코로〉와 같이 들어가, 인원자가 갖는 특별한 활동성과 π전자(파이전자)의 움직이기 쉬운 점을 이용하여, 섬유상 단백질 분자에 서로 교묘하게 비켜가게 하기 때문이다. 단지 이 인원자가 갖는 π전자는 벤젠고리의 π전자와 약간 성질이 다른 π전자로, 정식으로는 dπ전자(디파이전자)라고 부른다.

그러나 근육은 근육일 뿐 마음대로 수축할 수 있는 것은 아니다. 신경이라는 전선화된 세포의 지배에 의해, 정확하게 수축한다. 이 신경세포 활동의 원천은 그 전선인 신경섬유를 흐르는 신경전류와 그 전류정보를 근육세포에 전달하여, 수축을 조절하는 신경호르몬의 미묘한 작용이다. 여기에서 신경의 전기발생과 신경호르몬의 분비에 의한 정보전달의 조절이라는 가장 섬세하고 미묘한 활동을 필요로 하는데, 이 경우도 대부분 인 원자가 π전자($d\pi$전자)의 움직이기 쉬운 점을 교묘하게 사용하고 있다.

원자는 1개의 원자핵과 다수의 전자로 구성되어 있으나 이 다수의 전자는 양자론에 의해 정해진 각각의 상태에 존재하고, 그 상태에 따른 성질에 의해 올바르고 엄밀하게 운동하고 활동한다. 이 양자론에 의해 정해진 상태는 전자의 양자상태 혹은 '전자상태'라고 부른다. 이 전자상태를 고전물리학의 개념과 함께 '전자의 궤도'라고 말한다. 영어로는 단순한 오비트(Orbit, 궤도)가 아니라 형용사적 명사로서 '오비탈'이라고 부르고, 양자론에 의한 궤도라는 것을 단적으로 나타내고 있다.

원자의 전자상태, 즉 궤도는 주로 2가지의 양자수라는 간단한 정수로 결정된다. 그 하나는 '주양자수'라고 하며, 그 궤도에 있는 전자가 있는 에너지에 비례한다. 주양자수는 1, 2, 3, … 이라는 정수이며, 수가 적은 궤도에 있는 전자일수록 에너지가 낮고 화학적으로 안정되며, 화학적 활동성, 화학반응성은 적다. 따라서 주양자수는 전자의 화학반응성에 관하여 그 반응의 일어나기 쉬운 정도의 절대치를 나타낸다.

또 하나의 양자수는 '방위양자수'라고 하며, 전자의 공간에 있어서 활동 방향을 나타내고, 방위양자수는 로마자로 s, p, d, f … 라고 나타낸다. 방위양자수는 전자가 공간을 어느 방향(방위)에 운동, 활동하는가를 나타내고, 전자가 활동하는 화학적 성질을 결정한다.

방위양자수는 구체적으로는 전자 궤도의 공간적인 형을 취하며, 그 특별한 형태 속에서 전자는 운동하고, 활동하고, 화학반응한다. 궤도의 형은 〈그림 45〉에서와 같이 구형, 아령형, 나비 날개형 등이 있다. 주양자수, 방위전자수는 모두가 간단한 정수이고, 그 사이에는 아주 간단한 수적 관계가 있다. 전자가 들어 있는 궤도를 에너지가 낮은 궤도에서 순차적으로 다음과 같이 나열할 수 있다.

1s궤도, 2s궤도, 2p궤도, 3s궤도, 3p궤도, 3d궤도, ……

이 궤도에 있는 전자는 각각 1s전자, 2s전자, 2p전자, … 간단하게 s전자, p전자, d전자라고 한다. 이상의 서열에서 알 수 있듯이 주양자수가 증가할 때마다 새로운 복잡한 방위양자수의 궤도가 나타나고 있다. 또한 s궤도에는 전자 2개를 넣을 수 있고, p궤도에는 6개, d궤도에서는 10개밖에 들어갈 수 없다고 정해져 있다(파울리의 원리에 의해).

이 궤도에 전자를 1개씩 넣으면 전자수가 적은 가벼운 원자(원소)로부터 주기적으로 성질이 변하는 모든 원자를 만들 수 있다.

이 원자를 그 성질에 따라서 주기적으로 나열한 표가 원자(원소)의 주기율표이다. 〈그림 45〉에 전자수가 적은 가벼운 원자만의 주기율표를 나타냈다.

이 주기율표 속에서 생체원소(생체원자)라고 부르는 생물체를 만들고 생물체를 활동시키는 주요한 원자만을 특히 사각형으로 표시하였다. 그것으로 모든 생물, 인간도 만들어지고, 또 마음도 만들어 낼 수 있다.

에너지가 낮은 s궤도에 전자 1개를 가진, 가장 간단한 원자가 수소원자(H), 그리고 다음으로 전자를 넣어가면 6개 넣어 탄소원자(C), 7개 넣어 질소원자(N), 8개 넣어 산소원자(O)가

원자가 궤도	1 s	2 s	1 p	2 p	3 p	4 p	5 p	6 p
족 / 주기	I	II	III	IV	V	VI	VII	0
1	수소	유기분자용 원자						
2	리튬	헬륨	붕소	탄소	질소	산소	플루오르	
3	나트륨	마그네슘		규소	인	황	염소	
4	칼륨	칼슘						

경금속
(이온을 만든다)

철	구리

중금속
(d전자의 촉매작용)

원자의 전자궤도

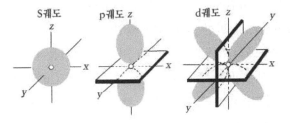

분자의 전자궤도

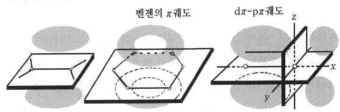

〈그림 45〉 가벼운 원소(원자)의 주기율표와 원자-분자의 전자궤도

되고, 이들 불과 4종류의 원자만으로 유기분자가 만들어지고, 생물체, 인체가 만들어진다. 단지 유기분자가 교묘하게 활동을 하기 위해서는 다음과 같은 원자를 약간 필요로 한다. s궤도에 s전자를 갖는 원자인 나트륨(Na), 마그네슘(Mg), 칼륨(K), 칼슘(Ca)은 수용액 중에서 s전자를 내보내고, 정전하를 갖는 이온이 되기 쉽고, 정전하의 전기적 성질을 보인다. 신경의 전기발생은 신경섬유의 바깥쪽에 많은 양전하를 갖는 나트륨이온(Na)의 안쪽으로 급격한 유입에 의해 발생한다.

그런데 문제의 인원자(P)와 그것과 주기율표상에서 나란하게 있는 황원자(S)의 성질은 주기율표에서도 알 수 있듯이 질소원자(N), 산소원자(O)와 화학적 성질이 같고, 함께 유기분자를 만든다. 단지 인원자, 황원자는 주양자수가 3으로 무거운 원자이며, 경우에 따라서는 d궤도까지 사용할 수 있고, 그것이 인원자, 황원자와 특별한 활동성의 원인이 된다.

주기율표에서 인원자, 황원자 이하의 무거운 원자는 d궤도의 d전자를 사용함으로써 철원자(Fe), 구리원자(Cu)와 같은 중금속원자가 많고, 이 중금속원자는 효소와 같은 촉매로 미량 사용된다. 또한 혈액 색소와 같이 공기 중의 산소분자를 이용하는 경우에도 사용된다.

지금 서술한 생체원자에서 우리들의 신체도, 마음도 가능하기 때문에, 이 원자의 화학적 특징을 파악하기 위하여 방위양자수에 의한 전자의 궤도를 그려보겠다(〈그림 45〉의 하단부). 가장 간단한 s궤도의 s전자는 공간의 모든 방향으로 운동하고, 활동하고, 그 궤도는 원자핵을 중심으로 구형이 된다. 따라서 s전자의 화학반응성에는 특징이 없고, s전자를 갖는 원자의 경우 s전자를 내보내어 화학적으로 안정된 이온으로 되든지 s전자를 사용하여 다른 원자의 전자와 화학적으로 안정된 결합(공유결합)을 만드는 이외에 다른 방법은 없다. s전자만으로는 복잡한 분자를 구성할 수 없다.

p궤도의 전자인 p전자는 공간의 특정한 방향으로 운동, 활동하고, 그만큼 화학반응성이 특정의 방향에 강하다. p궤도의 모양은 아령형이고, 이 방향성이 있는 궤도에 의해, 공간적으로 방향이 있는 결합을 할 수 있고, 그 조립으로 각종의 복잡한 형을 갖는 유기분자로부터 단백질 분자와 같은 고분자물질까지 만들 수 있다. 지금 p궤도는 공간이 있는 특정한 방향에 분포한다고 하였으나, 역으로 말하면 p전자는 그림에서와 같이 원자핵을 포함한 하나의 평면에 분포, 활동할 수 없다. 따라서 p전자는 공간에서 원자핵을 포함한 1평면에 분포할 수 없지만, 그 이외의 모든 방향에 운동, 활동, 화학반응할 수 있는 것이고, p전자는 s전자보다 화학반응성이 특정 방향에 특별하게 강하다.

다음으로 d궤도의 d전자는, 원자핵을 포함한 직각 방향의 2평면에 분포, 활동할 수 없게 되고, 선궤도의 형은 나비날개형이 된다. d궤도는 p궤도보다 복잡한 궤도가 되고, 그만큼 d전자는 복잡 미묘한 활동을 할 수 있다. 단지 2개의 d궤도의 중복으로 1방향에 특별하게 크게 넓어진 특별한 궤도가 하나 만들어진다. 이와 같이 d전자는 공간이 있는 특별한 방향에만 특별하게 강한 화학반응을 일으키기 때문에 다른 화학반응을 촉매로 사용할 수 있고, d전자를 갖는 중금속원자가 효소, 촉매로서 사용되는 것이다.

파이전자의 미묘한 기능

p전자도, d전자도 원자핵을 포함한 평면에 분포하지 않기 때문에 p전자, d전자를 갖는 원자가 결합된 경우(이 결합은 주로 s전자끼리 결합한다), 결합을 포함한 평면과 수직방향에 떨어져 원자 간에 크게 넓어진 궤도가 생기고, 그 넓고 큰 공간을 자유롭게 운동하는 활발한 화학반응성이 강한 전자가 생긴다. 이 새로운 넓은 궤도는 p궤도끼리 p궤도와 d궤도로, 〈그림 45〉의 하단부분과 같이 만들어지고, p에 대한 그리스문자로 π궤도(파이궤도)라고 한다. 올바르게는 p궤도끼리 만들어진 궤도는 p_π-p_π궤도, 간단히 π궤도라고 하며, p궤도와 d궤도로 만들어진 궤도는 d_π-p_π궤도라고 한다. 또한 벤젠고리의 경우와 같이 원자핵이 거북이 등 모양의 6각평면에 분포한 경우, 그 상하에 〈그림 45〉의 하단부와 같이 고리 모양의 큰 π궤도가 생긴다.

이 π궤도에 들어가는 전자가 π전자이고, 넓은 π궤도 속을 자유롭게 운동하여 활발하며 화학반응성이 강하다. 그래도 이 π궤도에 π전자가 2개씩 들어감으로써(파울리의 원리에 의한) 강한 결합이 가능하다. 그렇기 때문에 단순한 단일결합보다 2중결합이 전체적으로 강한 결합이다. 그러나 2중결합의 한 팔은 이상과 같은 π전자에 의한 결합이고, π전자에 의한 결합은 절단되기 쉽고, 그만큼 π전자의 화학반응성이 강하다. 그리고 같은 π전자도 π궤도의 형에 의해 화학반응성에 다음과 같은 특징을 갖는다.

우선 p궤도끼리 만들어진 대표적이고 전형적인 π궤도의 경우지만, 이 π전자는 비교적 화학적으로 안정되고, 화학반응성은 적다. 원래 d궤도, d전자는 무거운 중금속원자가 되어 비로소 생겨나고, 촉매적인 미묘한 활동을 하는 전자이고, 그 이외의 가벼운 원자에는 존재하지 않는다. 그러나 인원자와 황원자는 특별한 경우(특별하게 에너지가 모인 경우) d궤도를 사용할 수 있고, 아주 불안정하지만 d_π-p_π궤도를 만들 수 있다. 그래서 이 경우의 π전자는 상당히 불안정하고 활발하며, 화학반응성이 강하다. 게다가 불안정한 화학결합을 만든다. 이 π원자는 ATP의 고에너지결합과 인원자, 황원자의 특별한 화학반응성을 만들고, 동물이 움직이고 마음이 흔들리는 원인이 된다.

마지막으로 벤젠고리의 π궤도와 π전자가 있다. p궤도끼리 만들어진 π궤도는 비교적 안정되고, π전자도 비교적 화학반응성이 부족하다. 이 π궤도가 3개, 고리 모양에 모인 것이 벤젠고리의 π궤도이고, 벤젠고리만의 경우, 즉 벤젠분자 자체의 경우 π궤도는 π궤도 중에서 가장 화학적으로 안정되고, 벤젠분자 자체의 π전자는 π전자 중에서도 가장 화학반응성이 적다.

그러나 벤젠고리의 경우 그 π궤도 속에 6개라는 다량의 π전자가 있기 때문에 넓고 큰 궤도이지만 그 속에 다수의 π전자가 혼합되어 서로 격렬한 운동을 한다. 만약 벤젠고리에 수산기(OH)와 같은 화학반응성의 기(OH 이외에는 NH_2, Cl 등)가 결합된 경우, 그 기에 미묘한 화학반응성을 주어 미묘하게 복잡한 화학반응이 가능하다.

인간의 마음에 강렬한 영향을 주는 도파민 분자의 경우와 같이, 벤젠고리에 수산기가 2개나 붙어 있는 경우는 더욱 복잡하고 미묘하여 다른 분자에서는 도저히 있을 수 없는 특별한 활동을 할 수 있다. 이것이 벤젠고리의 π전자의 특징이고, 인간이 마음을 양성하기 때문에 d궤도를 사용한 π전자와 벤젠고리를 포함한 복잡한 π전자를 사용하는 것은 최고의 미묘성을 사용하는 것이다.

인체를 포함하여 생물체 내에서 인원자 제1의 중요한 작용은 ATP(아데노신 3인산)로서, 세포에 대한 전력과 같이 무엇에나 사용할 수 있는 편리한 에너지원이 되는 것이다. 세포가 활동하는 에너지원은 포도당과 같은 당류나 지방이다. 그러나 이들은 모두 세포 내에서 다수의 ATP분자로 변화하고, 이 ATP분자의 분해(가수분해) 시의 에너지(약 10kcal)가 모든 세포 내의 활동에 편리하게 사용된다. 근육의 수축, 신경의 전기발생, 신경호르몬에 의한 정보전달이라고 해도 예외는 아니다.

ATP는 인산 3분자가 물 2분자를 잃고 결합한 필로린산(Pyrophosphoric Acid)이라는 일종의 무수인산이고, 그래서 가수분해하기 쉽다. 그때 인산분자의 사이에 2개의 인원자를 끼워서, 하나의 산소원자와, 인원자에 의해 불안정한 d_π-p_π궤도에 의한 d_π-p_π결합을 할 수 있다. 이 불안정한 결합을 '고에너지결합'이라고 하며, 그 가수분해 에너지가 세포의 여러 경우에서 에너지원으로서 교묘하게 사용한다.

이 고에너지결합은 동물과 식물, 미생물에서 세포가 자유롭게 에너지를 이용할 수 있는 원천이고, 에너지 면에서 본 생명활동의 근본이 되고, 그것에 d궤도가 사용할 수 있는 인원자가 사용된 것이다. 마찬가지로 d궤도가 사용할 수 있는 황원자도 마찬가지로 고에너지결합을 만들고[조효소A(coenzyme A)의 경우] 마찬가지로 사용되고, 활동한다.

신경을 움직이는 근원

이야기를 동물이 움직이기 위한 근육과 신경의 이야기로 돌려보겠다. 근육 수축의 경우, 섬유상 단백질 분자 사이에 인원자가 코로와 같이 들어가 움직이게 한다는 것은 섬유상 단백질 분자 사이에 ATP분자가 코로로서 들어 있는 것이고, ATP분자가 분해함과 동시에 에너지가 나와 섬유상 단백질 분자가 떨어지고, 근육이 수축하고, 동물이 움직일 수 있다. 이때 인원자의 d궤도를 사용한 π전자의 미묘한 활동이 ATP의 복잡미묘한 활동을 가능하게 하는 원천이 된다.

신경의 전기발생의 경우 ATP는 간접적으로 사용된다. 신경의 전기발생은 신경섬유 막을 통해, 외측에 다량으로 있는 나트륨이온을 세포 내로 급격히 유입시킴으로써 발생한다. 그 원인은 신경섬유 막에 나트륨 펌프라는 펌프가 있어서 항상 나트륨이온을 막의 안쪽에서 바깥쪽으로 퍼내기 때문이다. 이 퍼내는 원동력으로 ATP가 사용되고, 펌프 작용은 ATP분해효소에 의해 이루어지고 있다.

마지막으로, 신경에 있어서 신경호르몬에 의한 정보전달 작용이, 신경의 작용, 나아가서는 뇌의 활동, 마음의 창출에 결정적인 역할을 한다. 신경호르몬의 작용은 그 분자정보를 표적신경세포의 표면 세포막에 있는 리셉터에 결합하여 전달하는 것으로, 이때 이온적 전달성과 대사적 전달성 2가지가 있다. 이온적 전달성의 경우는 전기발생을 일으키는 플러스 이온 채널, 혹은 전기발생을 억제하는 마이너스 이온 채널을 둘러싸는 것처럼 신경호르몬의 리셉터가 있고, 각각 채널을 열게 하여 신속하게 정보전달을 한다.

대사적 전달성의 경우는 호르몬의 리셉터에 효소가 연동하고, 세포 내에서 ATP를 원형(Cyclic)AMP로 분해하고, 원형AMP의 보다 높은 고에너지결합을 사용하여 인산화를 하고, 그 결과의 하나로서 신경의 전기발생을 일으킨다. 이때 원형AMP는 키나아제라는 단백질을 인산화하는 효소에 작용하여 단백질을 인산화하고, 이 인산화된 단백질이 각종 작용을 일으키는 것이다. 이러한 경우 단백질에 결합된 인산기가 각종 미묘한 작용의 원인이 되고, 그때 인원자의 d궤도를 사용한 π전자가 결정적으로 중요한 역할을 한다고 생각한다.

수소원자, 탄소원자, 질소원자, 산소원자로 만들어진 유기분자만으로는 인체의 생물체 구조는 만들 수 있지만 복잡미묘한 활동은 할 수 없다. 특히 동물이 자주적으로 움직이는 활동은 π전자를 사용함으로써, 근육의 수축에서 신경의 전기발생이 가능하고, 동물이 스스로 움직여 활동할 수 있게 되는 것이다. 그러나 이것만으로는 아직 인간 마음의 창출은 할 수 없다.

마음을 창출시키는 인간 뇌 속의 신경활동을 위해서는, 아무래도 벤젠고리의 π전자를 갖는 도파민 분자와 같은 신경호르몬의 활동과 벤젠고리의 π전자를 갖는 아미노산, 티로신과 같은 아미노산을 활성 부분으로 한 뇌내 마약물질과 같은, 상당히 다량의 분자정보를 갖는 뇌내 소형단백질(펩티드) 호르몬의 활동을 필요로 한다. 이렇게 하여 신경호르몬과 소형단백질 호르몬 활동에 의해 마음의 기본 성분이 되는 감정과 의욕이 생성되어, 비로소 바람에 흔들리는 갈대라고 정의하는 인간의 미묘한 마음이 생겨나는 것이다.

뇌로부터 마음을 읽는다
어떤 뇌 이야기

초판 1쇄 1996년 06월 20일
개정 1쇄 2020년 10월 27일

지은이 오키 고스케
옮긴이 김수용·하종덕
펴낸이 손영일
펴낸곳 전파과학사
주소 서울시 서대문구 증가로 18, 204호
등록 1956. 7. 23. 등록 제10-89호
전화 (02) 333-8877(8855)
FAX (02) 334-8092
홈페이지 www.s-wave.co.kr
E-mail chonpa2@hanmail.net
공식블로그 http://blog.naver.com/siencia

ISBN 978-89-7044-944-9 (03510)
파본은 구입처에서 교환해 드립니다.
정가는 커버에 표시되어 있습니다.